现代精油心理学

林昆辉　著

電子工業出版社·

Publishing House of Electronics Industry

北京·BEIJING

图书在版编目（CIP）数据

现代精油心理学 / 林昆辉著. — 北京：电子工业出版社，2020.4
ISBN 978-7-121-38702-9

Ⅰ. ①现… Ⅱ. ①林… Ⅲ. ①心理学－通俗读物②心理调节－通俗读物 Ⅳ. ①B84-49②R395.6-49

中国版本图书馆CIP数据核字(2020)第039578号

责任编辑：张瑞喜
印　　刷：中国电影出版社印刷厂
装　　订：中国电影出版社印刷厂
出版发行：电子工业出版社
　　　　　北京市海淀区万寿路173信箱　　邮编：100036
开　　本：710×1000　1/16　印张：10.5　　字数：181千字
版　　次：2020年4月第1版
印　　次：2024年4月第7次印刷
定　　价：58.00元

凡所购买电子工业出版社图书有缺损问题，请向购买书店调换。若书店售缺，请与本社发行部联系，联系及邮购电话：（010）88254888，88258888。

质量投诉请发邮件至zlts@phei.com.cn，盗版侵权举报请发邮件至dbqq@phei.com.cn。

本书咨询联系方式：bailan@phei.com.cn，（010）68250802。

目 录

第一篇 养心——"精油三用"与精油心理学（情绪篇）

　　一、芳香序曲 8

　　　　（一）植物 8

　　　　（二）精油 10

　　二、精油三用 13

　　　　（一）精油第一用 14

　　　　（二）精油第二用 14

　　　　（三）精油第三用 14

　　三、精油第一用 16

　　　　（一）单方精油的秘密：巨量 16

　　　　（二）单方精油的秘密：《本草纲目》 18

　　　　（三）复方精油的秘密：单方升级版 20

　　四、精油第二用 22

　　　　（一）一个人独处时 22

　　　　（二）与他人共处时 24

　　五、精油第三用 26

　　　　（一）心理咨询与治疗用油 26

　　　　（二）危机干预用油 28

　　六、精油心理学：情绪篇 30

　　　　（一）情绪的第一个秘密：两个极端的情绪焦点 30

（二）情绪的第二个秘密：两个极端的情绪处理模式　31

（三）情绪的第三个秘密：心理性情绪与生理性情绪的对立　33

（四）情绪的第四个秘密：对错与真假的梦魇　34

七、精油心理学：情绪心理学　35

（一）A 情绪　35

（二）B 情绪　38

（三）C 情绪　40

（四）D 情绪　44

（五）E 情绪　47

（六）F 情绪　49

（七）G 情绪　51

（八）H 情绪　53

八、情绪复方精油的秘密　56

（一）效益　56

（二）"精神—生理—心理"情绪精油平台　57

九、　大观身心医学研究院精油临床操作技术　61

（一）一般用油技术　61

（二）头部用油技术　63

第二篇　现代精油心理（康复调理）专家的养成之路

一、精油心理学　74

（一）第一个心理模型　74

（二）第二个心理模型　75

（三）植物精油疗法的临床心理学　76

二、精油心理（康复调理）专家　78

（一）自体与客体关系　78

（二）自体与客体的 12 种关系　79

（三）精致的精油量化心理学　80

（四）R1 ～ R12 用油配方一览　80

三、 R1 ～ R12 的分数解析　90

（一）R1、R2、R3、R4 的分数解析　90

（二）R5、R6、R7 的分数解析　116

（三）R8、R9 的分数解析　130

（四）R10、R11、R12 的分数解析　143

第三篇　心理学与精油的精彩碰撞

一、 新蓝海　164

二、精油的新蓝海　165

三、心理学的新蓝海　166

四、精油心理学的盛宴与邀请　167

参考书目

偶然间，生活中洒下了第一滴精油。或许你曾经与它擦肩而过，「香遇」而不知不觉。但这次却不同，一脚便踏入芳香绮丽的世界。好香呀！好好闻、好舒服呀！不一样的悸动，带来连漪不止的感动。精油——喜欢的感觉、动情的味道、钟爱的宝贝。在眼、耳、鼻、舌、身体、心灵之间流转，开启了「精油三用」与精油心理学的序曲。

第一篇 养心

——『精油三用』与精油心理学

（情绪篇）

一、芳香序曲

精油经由嗅吸等方式对人体皮肤细胞、肌肉，以及五脏六腑进行调理。精油中的芳香物质进入大脑后可调理多巴胺、血清素、正肾上腺素，以及四种基本脑波：α 波、β 波、θ 波和 δ 波。在精油心理及康复调理专家的协助下，每个人都可以娴熟地调理这一切。

但是，精油如何进入心灵世界呢？使用了精油后，这些精油分子，就像是美妙的心灵与生命。它们是你是我，是家是世界，是今生今世的因缘——人与花草的因缘，心灵与奇香的因缘。

（一）植物

人类几乎每天都接触植物，种花、养花、赏花、爱花……我们用眼、耳、鼻、舌、身、心、意，去接触花草树木的形、象、体、法。可是，那大地之上的花枝、花蕊、花萼、花冠、花瓣，和盆上、瓶上、钵上的千万花树与万千草木，再怎么娇妍万象、美好万方，也在人身之外。拈花惹草，心花怒放，又能如何？

而那花精、花魂、花魄与花香，以及千百种花草树木的精、魂、香、魄，都被珍藏在一只只精油瓶中，深深浸入人们的生活、生命与心灵，重新缔造了崭新的香氛生活。

人可置身于森林、草原、花海之中，也可以曲折树木、拎瓶插花、山石造景、种缸栽盆、养花莳草、园艺养生。植物可入菜、入饮、入汤、入糕、入饼、入糖、入居室、入床榻。但终究，人与植物，只是二相遇合。

人与植物的关系，因为精油而发生了翻天覆地的改变。

（二）精油

香薰数滴薄荷精油，舌含一滴乳香精油，或嗅吸一滴柠檬精油，当"焕肤复方"从额头、太阳穴、耳边、眼眶、鼻梁、脸颊、双唇、下巴，滴溜溜地浸入皮肤之时，一片片薄荷叶，一树树野橘，一个个柠檬，与那万千繁花……全部从你身体的每个细胞中涌出。

以你为中心的一米香氛圈，走到哪儿香到哪儿。因为有了精油，花草树木终于入血、入气、入脏、入腑、入骨、入肉、入心、入灵，从而与人合体。

在遥远的过去，历史上只有皇家贵胄与巨富人家，才可得此珍稀福气。而今天，每个人都能拥有这奇美的福气与际遇——人与植物的合体。

精油入了心，人的心思变了，生活也变了。

人对人动了情愫，生了爱恋，灵性就涵养出来了。

人对知识、文明与自然万物动了情愫，生了爱恋，灵性也涵养出来了。

有心有智却没有灵性的人居多，只因动情生爱太难且不易持久。

可每一瓶精油，都可引领每一种花草树木入心。你嗅它、抹它、吃它。刹那之间，它便占领你身体的每一个细胞，两相浸润，合而为一。

那时候，你是千娇百朵的玫瑰，

那时候，你是漫山遍野的雪松，

那时候，你是甜香扑鼻、满园子的葡萄柚，

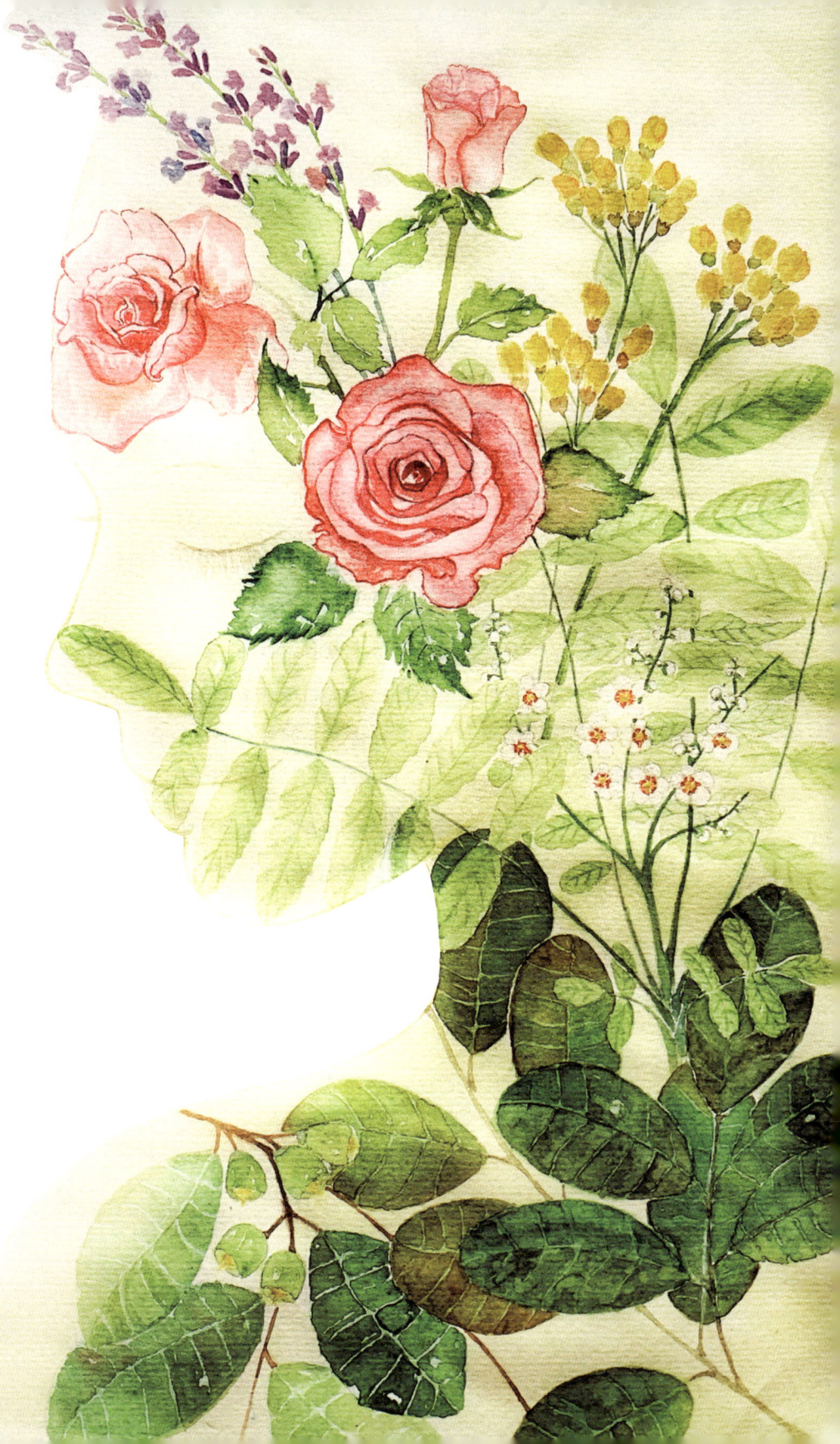

那时候，你是铺天盖地的香蜂草。

精油入了心，人心不变。

人变成花人、草人、树人、木人，生活中充满了花心树语和草木参天的灵秀。素朴纯净的植物香氛，牵引、洗涤着人心的习气、浊气与秽气。

因为不是相遇，而是相遇后合为一体。

人一开始"用油"，不必动情生爱，灵性便唾手可得。最美的是，不同花草树木的精油，可提调出不同香气的灵性。

这种源于香氛气息的美，令人丰美而雅致，将人们的生活浸润在心灵的香氛美感之中。更重要的是，香氛的美感不是想象出来的或虚拟的，而是每个人都可以从感官系统共同接受、拥有与证实的真实的实体。这不只是植物和香氛，不止于心灵，而是生活的形式与生命的层次。

人一旦学会"用油"，就可以用精油调理出不同的灵性，这不是情爱的灵性，不是知性、感性、理性与反智的灵性，不是人文艺术或山川湖海、溪河土石、水火风云或天空宇宙的灵性，而是万万千千种植物香氛的灵性，灌注于人心与人身。

二、精油三用

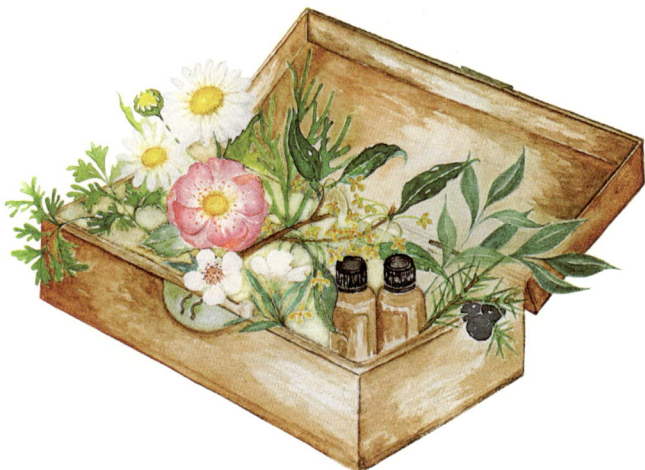

　　将 66 格精油盒子的松木盒盖掀开后，眼前呈现的不是 66 瓶精油，而是 66 种植物的 66 片园林。加上其中的复方精油瓶子，你的面前就是铺天盖地、无穷无尽的大自然。仿佛芥子纳须弥的"仙法"，素手拿起一瓶瓶精油，打开一个个瓶盖，那一片片香氛令人心旷神怡的当下，自己仿佛"成了仙"。若打开两盒精油，十个指尖轻轻拂过精油瓶的刹那，您已成为"上仙"。

　　精油三用，是从身体、生活到生命，贯穿今生今世，疗愈身心的智慧。是哲思，是科学，是自然医学，是人与植物的三部曲。

精油三用，令众生受用。

（一）精油第一用

用于自己与家人身体的调理与维护。将各种单方精油与复方精油用于对身体系统和器官的酸、抽、疼、痛、麻、痹、酥、痒、硬、软等状况的康复调理。

（二）精油第二用

犹如魔法般，香气妙曼飞舞，随手、随身调动时间与空间中不同的香氛，营造"设定"的雅趣与格调，创造居家生活与职场空间的"心理空间"。

（三）精油第三用

用于心理咨询、心理治疗与危机干预。通过薰、吸、擦、抹、抓、捏、按、压、口吸，以及泡饮、入菜，甚至入酒、入咖啡的方式，进行疗愈。尤其配合"脑波仪"进行精油临床心理咨询与治疗技术的应用。

1.用于个人危机干预与团体危机干预，舒缓情绪，于无形中调理神志。

2. 用于心理咨询与治疗室，对来访者以舒压、释情，营造和谐、宁静、平心、静气、兴奋、激励、鼓舞、昂扬等情绪。

3. 在心理诊所中用于量化精准调理下列脑波：α/β 波、α/θ 波、α/δ 波、β/θ 波、β/δ 波、θ/δ 波的各种数值，进而成为来访者带回家中使用的辅助调理品。让心理咨询与心理治疗在药物治疗模式之外，拥有直接改变"脑部生物化学与生物物理环境"的有效辅助品。来访者除了在药物、意志力、认知方法的运用方面，坚持改变与练习之外，终于得到直接打通"生理—精油—心理—行为"通路的关键媒介，得到具有实体且有效的温柔协助。

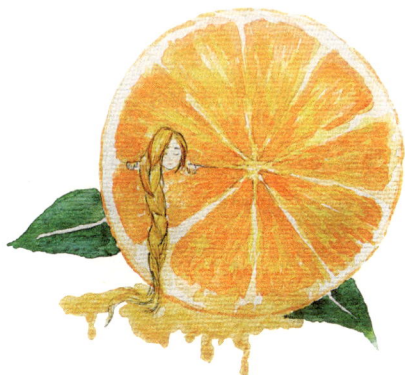

三、精油第一用

单方精油与复方精油对身体的调理方式，各有联系也各有其所用。

（一）单方精油的秘密：巨量

当用1万朵玫瑰花蒸馏出5毫升（约80滴）玫瑰精油时，每一滴精油中，便收藏了125朵玫瑰花的精、魂、香、魄。当这滴玫瑰精油，即125朵玫瑰花，入皮、入肉、入血、入气、入心、入脑、入骨、入灵魂时，这个"人"将是何等美妙呀！

1. 这等美妙更令人惊醒，精油的"精"字，所对应的是巨量植物的精华、精粹之稀珍与尊贵！遥想、观望、抚摸、拥抱一万株摇曳生姿、花团锦簇、芳香浓郁的玫瑰花田，在你掌中轻揉开，缓缓进入全身心……

2. 世界各地、漫山遍野的各种植物，被精粹成一瓶瓶"单方精油"，于木盒中娇滴滴地娉婷俏立，等待着"与人合体"。

3. 人与自然的关系，一直是"小小的人"面对"大大的自然"。精油出现了，人终于可以把巨量的花、树、草、叶、果、胶、脂、皮、种子……一瓶瓶地放在指掌与心灵之中，与大自然"真实地"成为一体。玫瑰花、茉莉花、罗马洋甘菊……许许多多的花；岩兰草、柠檬草、香蜂草、快乐鼠尾草……许许多多的草；罗勒、牛至、冬青、茶树、胡荽叶、马郁兰……许许多多的叶；柠檬、野橘、佛手柑、葡萄柚……许许多多的果；雪松、云杉、檀香、侧柏、桦木……许许多多的树；乳香、没药、古巴香脂……许许多多的树脂……入血、入气、入脏、入腑、入心、入灵，将花朵、树叶、果实、树皮、树脂，全部汇集在瓶中，并放在指掌与心灵之中。

（二）单方精油的秘密：《本草纲目》

使用单方精油非常方便，秘密在于一本神奇的书——《本草纲目》。几乎每种植物对人体的疗效与功能，在书中都被详细罗列，逐一说明。只要对照《本草纲木》，就可以清楚而准确地使用精油，从而有效且便利地调理身体、心理与精神状态。将常用的精油分装在小瓶中，随身携带，甚至取代了"家庭常备药物包"和风油精、薄荷脑等。拥有这些常用的单方精油，我们总能在第一时间亲自调理好自己与身边朋友、亲人在身心灵方面的不适，或依照自己的心意调整身心灵的各种状态。

1. 当我们想安抚身体器官组织系统时，就使用萜烯类含量多的，如：柠檬、野橘等精油。花香的秘密：大自然的恩典。这些植物在开花后，都会分泌高浓度的萜烯，其化学分子较大且香味浓烈，闻之令人陶醉安详，喜乐平和。

2. 当我们想振奋全身器官组织系统时，就使用醇类含量多的，如：胡荽、天竺葵、檀香木、罗马洋甘菊等精油。奇香的秘密：德国洋甘菊的红没药醇是最强的奇香，能活化人体组织细胞，加速血液循环，闻之令人代谢加速，全身振奋。

3. 当我们想激昂神经系统和免疫系统时，就使用酚类含量多的，如：罗勒、牛至、丁香、茶树、百里香、薄荷等精油。异香的秘密：高抗氧化能力，强大的杀菌、抗菌能力，涂抹于身体如穿上防毒防菌的"防护衣"，闻之令人心情昂扬，心思敏捷，心如脱兔。

4. 当我们想镇静、放松、平衡神经系统时，就使用酯类含量多的，如：桦木、罗马洋甘菊、快乐鼠尾草、永久花、苦橙叶、薰衣草、依兰依兰等精油。

柔香的秘密：作用于周围神经系统、肌肉、骨骼、呼吸道，可杀菌、抗惊厥，闻之令人全身舒适平衡，有强力镇静效果。

5. 当我们想安定中枢神经系统与情绪时，就使用醛类含量多的，如：柠檬草、桂皮、肉桂、尤加利精油。烈香的秘密：强烈刺激的香味，不仅有抗菌消炎、防腐、抗病毒，甚至退烧之效，更强力作用于中枢神经系统，闻之令人情绪安定，心神具宁。

6. 当我们想心神激昂，摇曳如醉的时候，就使用氧化物成分多的精油，如：迷迭香、罗勒、茶树、百里香、依兰依兰精油。药香的秘密：神奇的镇痛止痛功能，是天然麻醉剂，又有抗炎与抑制哮喘的功效，闻之令人心神激荡，却又如梦似幻。

7. 当我们想促进细胞与组织的再生，以及上呼吸道黏液之液化，就使用酮类成分多的精油，如：牛膝草、鼠尾草、茴香、没药（大分子、无毒性）、薄荷精油。怪香的秘密：大量使用单方精油偶尔会出现神经毒性反应，但使用复方精油则对组织有再生之效，闻之味强，宜稀释调和，可强化体质。

8. 酮类和氧化物类成分多的精油，请听从专家建议使用：大量使用单萜酮可引起神经毒性反应，如牛膝草、鼠尾草精油，对急症有及时的处理和缓和效果，若长期使用宜低浓度稀释调和。倍半萜酮、双酮、三酮则不含有神经毒性，非常珍贵且安全，如没药、永久花、麦卢卡精油，适宜长期使用。

（三）复方精油的秘密：单方升级版

复方汤药自《千金方》以来，讲究君臣佐使、阴阳调理、五行生克、子午流注、脏腑调和、气血补益，以及与大自然节气之协调。复方精油讲究的是化学式的相辅相承，叠加含有醇类或酯类的相同单方精油的主要功效，并针对这些单方精油的不足之处加入这方面强效的单方精油，从而调配出具备复方整合功效的复方精油，例如：消化复方精油、平静复方精油、集中注意复方精油与六大情绪复方精油。

1. 消化复方精油

消化复方精油是居家与随身必备之"神油"。此款复方精油中，生姜中的倍半萜烯含量高达90%，甜茴香精油中含有80%酚醚，芫荽精油中含有80%醇。此款复方精油，奇妙的组织激昂与安抚能力，强大的抗菌力与消化系统的镇静力令人咋舌。肠胃稍有不适时，立即在200毫升水中滴入2滴并饮用，几乎立见舒缓良效。

2. 平静复方精油

平静复方精油是"仙品"，几乎在任何状况下都可以拿来当"基油"，就像调制鸡尾酒时的基酒一样。令人心神安稳的酯类，大量地包藏在薰衣草精油、罗马洋甘菊精油和依兰依兰精油中。而马郁兰和依兰依兰中大量的单萜烯和倍半烯萜，又带来强大的安抚功效。最神奇的是加入了檀香木，其高达80%的醇含量，又带来了适度的激昂效果。使用平静复方精油令人安定平和，且神采藏而不露，美极！

3. 集中注意复方精油

对于需要保持高度专注力与持久专注力的人群,提神专注可能需要3～5分钟,在恍神而不自知的状态下维持专注力一般需要20～30分钟,且专注力通常会持续5～10分钟。此款复方精油中,乳香精油中的高烯、广藿香精油中的半烯与1/4醇,再加上依兰依兰精油中的苯基酯,创造了镇静与安抚的平稳基调。并且,罗马洋甘菊精油用高酯来平衡神经系统,檀香精油用高醇来振奋组织系统,莱姆精油则具有提神与消除疲劳的功效……在上课前,在精神不济时,可随时打开这支复方精油,涂抹一下、嗅闻一下。还可加入数滴薄荷精油,效果更棒。

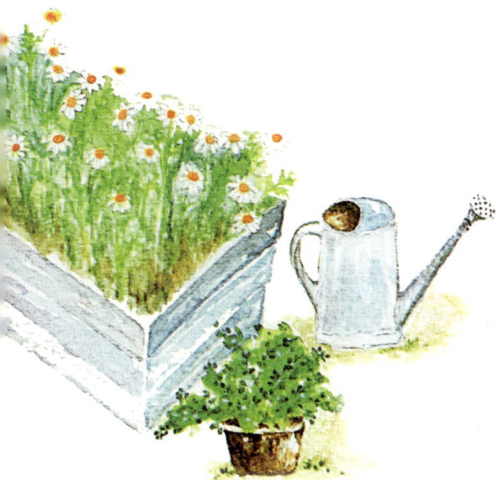

四、精油第二用

精油重新定义了人与植物、自然的关系，精油也重新发展了人与自己、他人等各种关系的可能性。

（一）一个人独处时

一个人在一个特定时间与空间中，没有其他人、其他动物、其他事件（植物无妨）的条件下，称之为独处。独处时可无心，也可能心猿意马。独处时可无情，也可能波涛汹涌、喜怒哀乐无所不用其极。独处时可寂然不动，也可徐动、缓动、抖动、疾动……。中国人最注意的就是"慎独"，慎独的核心在于管理"独知之心"。焚香、点香、燃香，选择线香、条香、香纤、香粉、香膏以及香花，最是独处时调心之雅趣。独处时，自己想怎样就怎样，因为我们拥有精油。

1. 独处时想静心沉思吗？香薰机中请加 3 滴安慰复方。

2. 独处时想枕寂入睡吗？香薰机中请加 3 滴宁静复方。

3. 想入眠后春梦涟漪吗？香薰机中请加 2 滴依兰依兰。

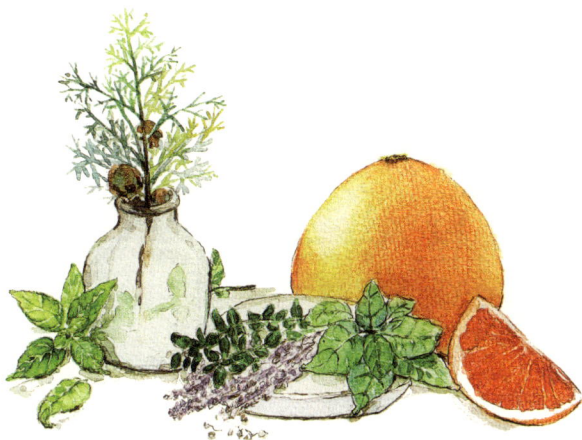

4. 想安眠深睡吗？香薰机中加 2 滴依兰依兰，再加 3 滴乳香。

5. 独处时想专注于读书和工作吗？香薰机中请加 3 滴佛手柑。

6. 不够专心，想更专注一些，香薰机中加 3 滴佛手柑，再加 2 滴檀香。

7. 想让精神振奋起来，香薰机中请加 2 滴平静复方。

8. 想让心情开朗吗？香薰机中加 2 滴平静复方，再加 3 滴薄荷。

9. 想来点清新果香，清朗一下神情和心态吗？加 2 滴柑橘类复方吧。

10. 感到灰头土脸、心灰意冷怎么办？香薰机中加 3 滴绿薄荷、2 滴柠檬草、1 滴柠檬和 4 滴快乐鼠尾草（注意：孕妇不宜使用快乐鼠尾草）。

（二）与他人共处时

与他人共处或共事时，香薰机里加入几滴精油，会让整个空间弥漫着"设定好的"香气，无声无息、不知不觉地影响、调适、修整自己与他人的心情、言语与行止。不止在共处的空间内摆设植物、装饰花颜树色来调心怡情，绝美处更在于植物的妙用，一台香薰机，一瓶瓶精油，一滴滴入水雾化，一缕缕香氛入心——妙不可言！

1. 客厅

薰 2 滴平静复方，加 2 滴柠檬，让客厅里的人不知不觉地融合在清新开朗的氛围中，心情自然愉悦，相聚自然欢喜。再加 3 滴防卫复方，空气会更加纯净卫生。

2. 主卧

睡前预薰 15 分钟，上床顿得春光软体，全身舒畅松弛，感到幸福洋溢而妙不可言。只须依兰依兰、檀香、广藿香、野橘各 2 滴即可。或可采用前述二合一用油配方，亦获类似功效。

3. 老人卧室

睡前预薰 30 分钟，协助老人上床后快速入睡，可睡得持久深沉并达到健康修复的功效。在香薰机中请滴入：永久花、薰衣草、乳香、罗马洋甘菊、快乐鼠尾草和葡萄柚，前三种各 2 滴，后三种各 1 滴即可。

4. 儿童卧室

睡前预薰 15 分钟，以镇静、熟睡、促进发育为目标。香薰机中请滴入：

柠檬、薰衣草、平静复方、舒畅复方，各 1 ~ 2 滴即可。

5. 青少年卧室

香薰机中请滴入：柠檬、薰衣草、平静复方、防卫复方、芳香按摩复方各 2 滴，可协助青少年安静熟睡，身心安抚平顺。

6. 书房

为了安抚人体组织与神经系统，并提振精神与专注力，务必于书房预薰 15 分钟。香薰机中请滴入：檀香、佛手柑、甜茴香、迷迭香、岩兰草和薄荷，前四种各 2 滴，后两种各 1 滴，即可迅速获得收效。请用精油帮助孩子，不要只用嘴巴催促孩子。

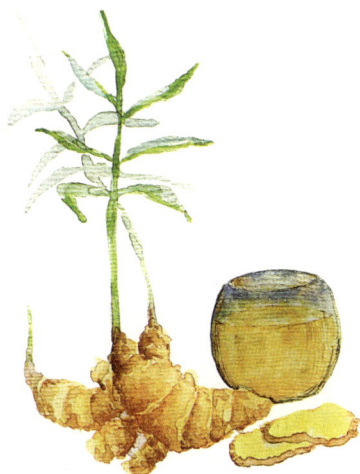

五、精油第三用

（一）心理咨询与治疗用油

1. 原理：通过薰、擦、闻、抹、食、饮精油配方，解冻和松绑固化的身心状态，诱导新的心理历程、动机、情绪与情感。

心理咨询不是改变认知或行为，而是改变"心理历程"。心理历程不是认知的内容，而是思考的路径。思考的路径，就是语言的用句与句型。每个字与句型，都已配套相应的生理条件。常用字、句型，连接各自特定的相应生理条件与状态。这些配套的身心状态，都因习惯化而固化、刻板化与自动化。这些固化的身心状态，就变成改变用字与语句练习时的障碍，更成为改变心理历程的最大障碍，想改变却改变不了，试着改却改不成，改成了却不能持久又打回原形，改成了又反反复复……都是这个原因。

而芳香疗法改变了这一切，原来不可逾越之地，竟然可以轻松穿行，不必硬碰硬地去改变行为，不必软碰硬地去改变言语或认知，不必假惺惺地去改变认知的价值观与动机。只要薰、擦、闻、抹、食、饮精油配方，就能解冻和松绑固化的身心状态，诱导新的心理历程、动机、情绪与情感。认知、行为与事件、环境都无需改变，整个人却可以身处于另一种身心状态中，这种身心状态脱身于创伤事件的技术，就叫作芳香疗法。

2. 步骤

应用于心理咨询与心理治疗的芳香疗法，首先在来访者初入咨询室（或治疗室）前，先调理好预备芳疗情境（A状态），然后于咨询时依照需求调理现场芳疗情境（B状态），以及咨询结束后来访者的居家芳疗情境（C状态）。

（1）A状态：以香薰机雾化薰香为主

来访者低沉消散时，就投3滴平衡复方再加3滴欢喜复方。

来访者躁动焦急时，就投3滴安定复方再加3滴宁静复方。

来访者惊慌恐惧时，就投3滴安定复方再加3滴安慰复方。

来访者抑郁难欢时，就投3滴安定复方再加3滴热忱复方。

来访者无上述明显状态的，就投3滴平静复方。

（2）B状态：以滴手心闷鼻的嗅吸法为主，主要是进行现场急性情绪状态的舒缓（B1状态）或症状的缓解（B2状态）。

B1状态是指在心理咨询或心理治疗的过程中，来访者出现明显的强烈情绪滞留或改变时，给予适当精油调理，来舒缓或改变各种情绪状态。"情绪套装"中的六种复方精油，就是心理咨询师必备的现场调理精油。

B2状态是心理治疗时的症状缓解作业，先用脑波仪测量：当全脑与左右脑中的 α/β 波、α/θ 波、α/δ 波、β/θ 波、β/δ 波、θ/δ 波出现变化后，投放精油配方嗅吸，监看脑波仪上 α 波、β 波、θ 波、δ 波各项数值比例的有效改善，找出真实有效的精油配方与剂量。

（3）C状态：交付给来访者缓解 B2 状态的有效精油配方及使用方式与剂量，让来访者在家中使用，以持续缓解其精神状态。或是给予适当情绪复方，让来访者在家中（或办公室）用精油进行情绪管理。再或是交付来访者调理其基础身心状态的精油配方，让来访者在指定的时间和地点进行身心状态调理。

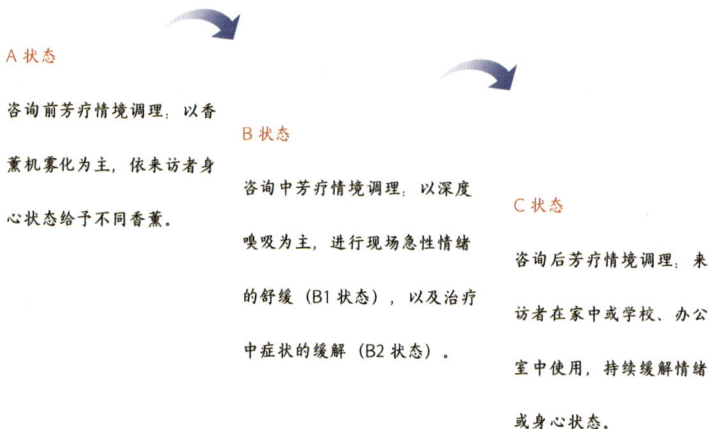

A 状态

咨询前芳疗情境调理：以香薰机雾化为主，依来访者身心状态给予不同香薰。

B 状态

咨询中芳疗情境调理：以深度嗅吸为主，进行现场急性情绪的舒缓（B1 状态），以及治疗中症状的缓解（B2 状态）。

C 状态

咨询后芳疗情境调理：来访者在家中或学校、办公室中使用，持续缓解情绪或身心状态。

（二）危机干预用油

危机干预用油分为：灾区现场筛检用油（A），灾区现场干预、治疗用油（B），自杀现场干预用油（C），自杀未遂者治疗用油（D），自杀后被影响人员筛检、治疗用油（E）。

1.灾区现场筛检用油（A）

可于筛检空间内放置香薰机，滴入 3 滴平衡复方，让参加筛检的人都处于平静、放松、安定、平衡的身心状态中。

2. 灾区现场干预、治疗用油（B）

可于干预的空间内放置香薰机，滴入 3 滴安慰复方，协助被干预者稳定心情。依照被干预者身心情绪的应急状态，给予适当的精油处方嗅吸。

3. 自杀现场干预用油（C）

首要目的为稳定情绪、平和意念、放松身体。推荐放松紧张复方与宁静复方，再加点柠檬更佳。咨询师擦在自己身上，以调控自己为主，次而影响案主。

4. 自杀未遂者治疗用油（D）

如同 C 状态用油，首要目的为稳定情绪、平和意念、放松身体。推荐放松紧张复方与宁静复方，再加点柠檬更佳。以香薰或嗅吸方式给予案主用油。进一步则提升意识水平，以振奋精神为主。投注提升活力复方进行香薰，给予欢喜复方和薄荷嗅吸。滴 1～2 滴于口罩上，早晚各嗅吸一次或多次，借以缓解不稳定的身心状态。

5. 自杀后被影响人员筛检、治疗用油（E）

以强力舒压抗躁，舒缓心情为主。建议柠檬草加柠檬香薰，给予放松紧张复方和安慰复方嗅吸。滴 1～2 滴于口罩上，早晚各嗅吸一次，以缓解状态。

6. D、E 状态的嗅吸原则

滴 1～2 滴在口罩上，没味道时再补加一次精油。早晚各戴口罩嗅吸一次，每次滴油 2 滴。若有特殊情绪或焦虑反应，则给予适当精油配方，一有状况就自行戴口罩来嗅吸，及时缓解自己的状况。

六、精油心理学：情绪篇

据世界卫生组织2017年统计，全球约有3亿多人患有抑郁症，至2020年，抑郁症将成为继冠心病后的全球第二大疾病。这项统计暴露了当今人类最大的心理敌人——情绪。对情绪的觉察、学习、发展与管理，已成为当今人类最大的挑战。情绪也变成人类三大沟通媒介——"语言、肢体、情绪"中，最核心、最令人在乎，也最巨大的现象与影响因子。精油与植物精油芳香疗法，又能对人类的情绪状态产生多大的效用呢？

（一）情绪的第一个秘密：两个极端的情绪焦点

1. 我就在乎你的情绪，别管我的情绪

情绪二字耳熟能详，每个人每天都身在其中，却应了这句诗："云深不知处"。最可怕之处在于人际沟通中，不管你用什么语句，做出什么样的肢体语言，别人都最在乎你的"情绪"。人们很难管控自己的情绪，却最在乎别人的情绪。当别人向你表达"在乎你的情绪"时，你却总是回答"我不在乎我的情绪""你别管我有什么情绪""重点是你为什么会出现那样的情绪"……自己活在别人的情绪里，别人的情绪是一切的"因"，自己时好时坏的情绪只是"浮云"，所以会拿别人当借口，明正言顺地自虐。

又因为不把自虐当回事，便易陷入情绪的危机之中。

2. 我只在乎我的情绪，谁管你有啥情绪

相对的，会出现另一种人，他们只活在自己的情绪里，只用自己的情绪来标注每一天，却从来不管、不顾、不怜惜他人的任何情绪。每天总是叨叨念念，"我今天心情好不好""我现在心情好不好""我以前、以后心情好不好"。"我心情好不好"变成每天最重要的"因"，因为心情好或不好，所以事情成或不成。"我心情好不好"变成每天最重要的"果"——"不管事情成不成，只要把我心情搞坏了，就有得你们受了。"

（二）情绪的第二个秘密：两个极端的情绪处理 模式

1. 趋乐避苦原则的普世谬误

逃避痛苦的情绪与带来痛苦情绪的原因，追求快乐情绪并趋近带来快乐情绪的原因，这个原则被心理学家弗洛伊德总结出来后，变成知识传播到各种文明中。可中国人面对"已发生"的痛苦情绪和环境，从来不是去"逃避""回避"或"拒绝"，而是去"接受"。中国人讲究"吃得苦中苦，方为人上人"，苦不但要接受，还要"吃下去"。又讲究"不经一番寒彻骨，怎得梅花扑鼻香"，表达了先苦后甘，尤其是"乐从苦中来"的基本观念、态度与行为规范。

中国人不鼓励"追求快乐"，而强调"乐极生悲"，所以面对快乐时，总要求"不执意"或故意把乐给"极端化"，可以"乐在其中""乐以忘忧""乐

山乐水""乐乐陶陶"，以至于"乐极生悲"。

趋乐避苦原则，经由特定"知识"与"常识"普及，竟然变成了"人类的天性""生活的常规"与"心灵的需求"。可是大家都知道，人生"不如意事十之八九"，所以不但"避不了苦"，也"趋不了乐"。人们就一个个陷入趋乐而乐不可得，避苦而苦不可避的"趋避冲突"之中。

2. 舒发或压抑情绪的抉择

有关"EQ"（情商）的著作问世后，不仅向人们传播了"避苦趋乐原则"，更传播了"情绪必须抒发，不可压抑"的原则。错误的知识，造成人类可怕的灾难。当"EQ"从知识变成常识后，以上两个错误的原则就被植入普世价值中，于是乎人类开始了史无前例的"心理学运动"——关注个体的情绪。"情绪"是人类文明中，一直被偷偷"禁制"的"魔物"，关于动机、念头、想法、观念等总是被大量谈论，而与"情绪"相关的字词，却只出现在文字、戏曲与市井口白之中。

当"情绪"搬上台面后，人类首次可以正大光明地说"我是有情绪的""我也有情绪""人总是有情绪的""我的情绪是真的，我不能骗自己""有情绪就要发泄出来""不可压抑情绪""压抑情绪会出事、会生病的"。人们一个个掉入自己与他人"情绪的漩涡中"，然后抑郁症的魔兽横行全球。人类开始将情绪放纵到关注、述说、讨论、交流、勒索、胁迫与买卖中，最可怕的是，"情绪不可压抑必须抒发"，从而全面引爆"趋避冲突"的困境。自我与角色的内在矛盾，角色与相对角色的冲突，全面爆裂成满天飞舞的柳絮——负向情绪。

（三）情绪的第三个秘密：心理性情绪与生理性情绪的对立

1. 心理性情绪：由外而内的可控情绪

从环境→事件→行为→语言→表情→心情→念头（动念）→动机（起心）→脑神经生物化学环境（多巴胺、血清素、正肾上腺素）→脑神经生物物理环境（α波、β波、θ波、δ波），情绪可区分成内在的"心情"和外显的"表情"。生活环境与事件会直接牵扯人类行为的形式，又牵引语言来充填行为的内容。语句言辞的表现又激发出各形各色的表情，人皆可见的表情嵌入人心，从而引发独知的心情。心情连接着念头（想法），又牢牢扣锁住初心乍起的动机（起心）。

心乍起，不能息；念又执，不能灭。心念不止又回绕不去，朝思暮想又百转千回，脑子里的生化物质与脑波就次第发生影响。这些影响的有无与起落，只造成功能性的障碍。当功能性障碍持久持强引发器质性障碍之后，精神疾病就发作了，这种由外而内引发的称之为"心理性情绪"。当心理性情绪出现后，在此之前的每一个项目，都可以影响或改变情绪。情绪之后的每一个项目，也都可以影响或改变这种情绪。一般人正常的情绪，就是这种心理性情绪。

2. 生理性情绪：由内而外的不可控情绪

生理性情绪是根源于大脑的脑波与生化物质的病变，所引发的异常动机与异常情绪。这种异常的情绪，又引爆异常的语言、行为与事件，从而影响环境。这种情绪出现的时候，是个体不可调控的。改变或调适动机、念头或语言、行为、事件与环境，根本无法调控这种情绪。除非有药物或其他物质，可以调控或改变脑部生物化学与物理环境，否则生理性情绪是不可控的，心理咨询或认知行为与环境的改变都无力可施。

（四）情绪的第四个秘密：对错与真假的梦魇

支撑一个人敢于"生出"情绪，敢于表达甚至宣泄情绪，其根据或理由或条件是什么呢？答案有两个，第一个是"我是对的"；第二个是"我必须生气或哭泣，对方才会知道他错了"。不管是正向还是负向情绪，人类总是用对与错、该与不该、想与不想、可以与不可以、喜欢与不喜欢、行与不行，来评估我或你生发这种情绪的合法性、合理性与合不合情，符合的都会变成"得理不饶人"，不符合的都会变成"无理取闹"。

个体会找出一个或千万个理由，或者说"没任何理由，我就是要……"，来坚持某种情绪的向度、形态、强度和长度。对别人情绪状态的反应，则是"有用吗""都没错吗""可以结束了吗""还要多久""必须如此吗""值得吗""你赢了吗""你有完没完呢"……一辈子恩恩怨怨、潮起潮落的这些情绪，如果是"真的"情绪，一辈子各种情绪的坚持也是"值了"。但如果是"假的"情绪呢？这一切的坚持岂不全是泡沫幻影。

所以，情绪的"真相"不在于正负向情绪，以及其向度、强度与长度，而在于"真的"该怎么办？以及"假的"又该怎么办？那么，该如何去判别"真情绪"与"假情绪"呢？情绪心理学就解答了这个"大疑问"。

七、精油心理学：情绪心理学

从"知识论"来研究情绪时，我们考虑的不是伦理学的对或错，而是真或假。分析情绪的真假，要探究情绪出现的刺激（S）与反应（R）流程。我们将从心理学方法论的基础模型"S–O–R"，来分析情绪真假的8种形态（O指个体）。

（一）A情绪

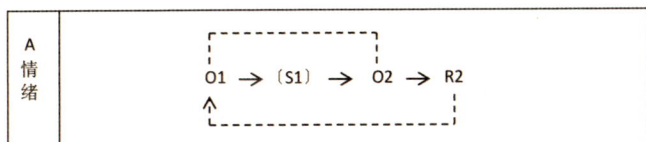

O1（某甲）对 O2（某乙）发出一个 S1（条件刺激，例如：一句话、一个眼色、一个动作、一件事），从而引发 O2 产生了 R2（情绪反应）。

A情绪是假情绪

A情绪来自 O2 对 O1 的满意度，包括：预设的态度、刻板印象、权力系统、情感系统、角色系统等冲突与和谐，满意则出现 +R（正向情绪），不满意

则出现 –R（负向情绪），无所谓满不满意则出现 ×R（没有情绪反应）。O1 发出的任何 S1，不论是 +S、–S、×S，O2 全都存而不论、视而不见、听而不闻。S1 被隐形了，不管什么内容或形式，全都被忽略了。O2 的 R2 是冲着 O1 来的，就算 O1 没给 S1，O2 也会对 O1 发出 S2（就是这个 R2，内容一样，但这是 S2，而不是 R2），不管是 +R2、–R2 还是 ×R2，O2 都必须让 O1 知道、看到、听到，否则任何 R 或 S 都没任何意义。

A 情绪怎么办

A 情绪是对他人满意度引发的情绪，和当下发生的 S1 没任何关系。常听人说"我怎么做怎么付出，你都看不到吗？你都没有反应吗？"又常听人说"你再怎么做都没用""我已经认定你是个什么样子的人，你再说什么、做什么都是没用的"。当下时空的任何 S1 都被存而不论变成"S1"，R2 是来自过去时空对 O1 这个人的满意度，所以 A 情绪是脱离现实的假情绪。

面对假情绪时，无论正负向情绪都没意义，不用费时、费事、费人，去处理或调控任何 +R、–R 或 ×R。任何人发现自己正处于某种情绪状态时，第一个程序就是我正（或即将或已经）处于 +R、–R 或 ×R。第二个程序就是判断属于 A ~ H 这 8 种情绪之中的哪种情绪。如果是 A 情绪，那就完全不要处理，也不要"接受"，而要立刻或尽快跳开。

"接受所有的情绪"，是错误的概念。真情绪当然要接受，假情绪绝对要跳开。那怎么跳开呢？

A 情绪的两种模式

（1）A 情绪的心理情绪模式

当察觉个体处于 A 情绪时，还需判断是心理性情绪还是生理性情绪。如果是前者，那么改变环境、事件、行为、语言甚至表情，或者念头（认知）、动机（心意），都能改变 A 情绪的向度、型态、强度与长度。但是我们要的不是这些，我们要的是跳开 A 情绪，并跳到 B ~ H 情绪。要跳开，就必须预先找好一个特定的 S3，必须先建构：只要看到 S3 就会出现 R3 的 S3 → O2 → R3 模型。这个 S3 可以是"吃某种爱吃的或害怕吃的东西"或是"做某件狂爱或狂恨的事"，引发的 R3 可以是 +R 或 –R。

每个人都必须预先储存好"S3 → O2 → R3"以备 A 情绪来袭，才能立刻"落荒而逃"。但是，如果没有呢？如果生活中找不到这个该怎么办呢？此时能派上用场的只有精油了！精油直接作用于脑部的生物化学与物理环境，直接引领个体产生特定的"生理性情绪"来取代 A 情绪。精油上场，立刻帮您从 A 情绪中跳开，而不致于身陷其中，造成又是"接不接受"，又是"调不调整"的不可自拔。

（2）A 情绪的生理情绪模式

如果已确诊为精神病人，立刻要做的就是接受精神药物治疗与心理治疗。因为精神病人常会对主要照顾者爆发异常情绪，所以在操作各种疗法的间隙，病人有大量的空置时间，这段时间就是植物精油芳香疗法介入的时机。大量的空置时间，正是把精油当成辅助工具的最佳时段。

如果患者还处于神经症性反应阶段，还不必用药却出现许多病症时，更是精油上场的最佳时机与策略。仅用精油，可直接引发特定的生理性情绪，直接跳开并替代原来的 A 情绪。

A 情绪的管理程序

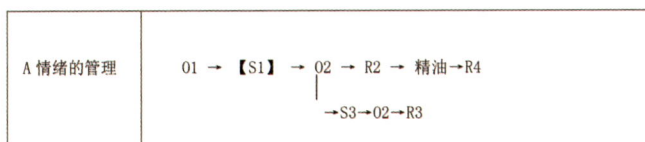

A 情绪的管理	01 → 【S1】 → O2 → R2 → 精油→R4
	→S3→O2→R3

（二）B 情绪

```
┌─────┬──────────────────────────────────────────────┐
│ B   │                 ┌ ─ ─ ─ ─ ─ ─ ┐              │
│ 情  │   〔O1〕  →  S1  →   O2   →  R2              │
│ 绪  │                 └ ─ ─ ─ ─ ─ ─ ┘              │
│     │              ↑                                │
└─────┴──────────────────────────────────────────────┘
```

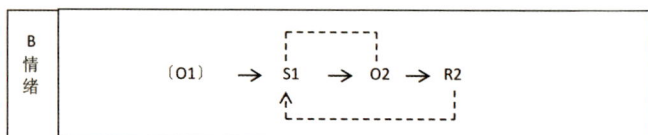

B 情绪是真情绪

B 情绪非关 O2 对 O1 的刻板印象，而是来自 O2 对 S1 的满意度（包括 S1 的内容、形式、强度、长度等，是不预期或意外出现？是期待或不被期待？是预设或即将输赢或成败？是苦是乐？是值得还是不值得）。满意则出现 +R 情绪，不满意则出现 −R 情绪，无所谓满不满意则出现 ×R 情绪。

B 情绪是真情绪，它不受 O2 对 O1 刻板印象的影响，而对当下时空环境、事件、行为、语言直接反应。不管 R2 是好情绪还是坏情绪，不管哭或笑、喜或怒、怨或愁，都是货真价实的真情绪。

B 情绪怎么办

B 情绪是 O2 对当前生活事件（条件刺激）的满意度所引发的真情绪。因为是真情绪，所以不管是 +R、−R 还是 ×R 都必须接受，且不可以出现 4 个禁忌（4 个 S）。第一个禁忌（S2.1）：否定（不对、不好、没有用）；第二个禁忌（S2.2）：拒绝（不喜欢、不认同、不支持）；第三个禁忌（S2.3）：排斥（不接近、离开、回避、厌烦、嫌弃、憎恶）；第四个禁忌（S2.4）：攻击。4 个禁忌反应一出现，就会泥足深陷于"趋乐避苦"的困境之中。

如何逃开 4 个禁忌反应的威胁呢？答案是——接受。不管 R 如何，R 多强，R 多久，都要接受。怎么接受呢？接受有 3 种技术：面对 +R 时要"欣

然接受"，面对 ×R 时要"淡然接受"，面对 –R 时要"黯然接受"。平日
里练习欣然、淡然与黯然三种接受，是情绪管理的重要课题。这三种技术
在"接受"的"动机与行为"之间，补充上三种不同的情绪，从而完成一
个"动机—情绪—行为"的反应模组，解决了"我知道接受，怎么接受啊？
怎样接受啊？"的咆哮。原来，"接受"也是一种"情绪状态"，是一个
以三种情绪为核心的身心反应状态。接受时可以选择欣然、淡然与黯然三
种情绪，这时候 R2 的后面就延展出 R3，而 R3.1 是欣然接受，R3.2 是淡然
接受，R3.3 是黯然接受。

没法接受怎么办

当 B 情绪还是心理性情绪时，我们可以将 R2 再发展出 R3.1 或 R3.2 或
R3.3。可是，就是没法接受的时候，又能怎么办呢？尤其是不接受的时候，
就会冒出四种禁忌的 S2，即 S2.1、S2.2、S2.3、S2.4，联袂而来，令人惊慌
不已，又因为这四种 –S 而引发环境与其他个体（O3、O4、O5……）的 –R，
导致负向情绪的自我与人际困局。

当情绪已经是生理性情绪的时候，R2 后面延伸不出 R3，R2 → S2 之后
也延伸不出 R3。当 R2 → R3 不可能，R2 → S2 → R3 也不可行的时候，就
只能依靠 S3（精油）来引领特定的 R4 了。

B 情绪的管理程序

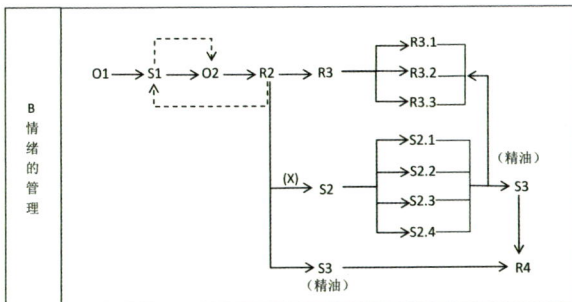

（三）C 情绪

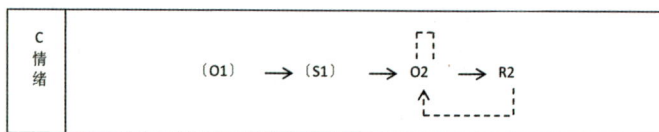

C 情绪是半真半假的情绪

C 情绪非关 O2 对 O1 的刻板印象，非关 O1 对 O2 发出什么 S1，而是来自 O2 对 O2 自己的满意度（身体健康、身材、美貌、欲望与嫌恶的内在矛盾或和谐，自我对角色的评价，角色对自我的评价，角色的苦乐，角色的成就，对相对自我与相对角色的评价等）。满意则出现 +R 情绪，不满意则出现 –R 情绪，无所谓满不满意则出现 ×R 情绪。

C 情绪是半真半假的"真情绪"，因为 O2 关注自己时，区分成：关注之前预设自己 OK 或 Not OK，关注自己的当下觉得自己 OK 或 Not OK，关注自己之回头再思量觉得自己 OK 或 Not OK。这三种时序的交叠，就出现以下四种 C 情绪。

（1）期待性关注

有的人对自己有预言（期待），有的人对自己没有预言（期待）。有期待的人会面对以下四种状态：

		现　况	
		0	X
期待	0	1	3
	X	2	4

a. 第一种期待性关注

期待自己 OK，现况评估也 OK，所以出现高度的自我满意与 +R 情绪，并且呈现自我与角色和谐满意的状态。

b. 第二种期待性关注

期待自己 Not OK，现况评估却 OK，所以出现相对高的满意度与 +R，自我对角色的成就也会表达出满意的态度，可能还会重新调整对自己的期待：期待出现 +R 情绪，也可能否认现况的成就而更加 Not OK，并出现 –R 情绪。

c. 第三种期待性关注

期待自己 OK，实际却 Not OK，从而引发高度的不满意与 –R 情绪。自我可能会攻击角色，角色也可能攻击自我，交互或单向攻击将产生内在矛盾而引发更多 –R 情绪。但也可能坚定地相信自己对自己的正向期待，而在现况 Not OK 的状态下，仍然坚定地保持 +R 情绪。

d. 第四种期待性关注

期待自己 Not OK，实况也是 Not OK，并不会引发内在的矛盾与攻击，所以引发的大多是 ×R 情绪。不过也可能出现高度不满意，堆积两个 Not

OK，从而引爆极端的 –R 情绪。

（2）为何半真半假还是"真情绪"

以上四种 C 情绪都可能是正向或负向情绪，今天是正向，明天可能变成负向，后天可能又变成正向情绪，所以才说是半真半假的情绪。但因为主体都是自己这个人，所以每一个时间序列上出现真假互相排斥的 ±R 情绪，对当事人而言都是"真情绪"。

C 情绪怎么办？

C 情绪是对自己的满意度所引发的半真半假的真情绪。既然是真情绪，当然就要接受，即欣然、淡然和黯然接受。可是 C 情绪变幻莫测又半真半假，不是三种接受技术就可以摆平的。

（1）+C 情绪

只要出现 +R 情绪，又被评估为 C 情绪时，可称之为 +C 情绪。处于 +C 情绪的人会出现沾沾自喜、自得其乐、自骄自傲、志得意满、旁若无人、刚愎自用、夜郎自大、一意孤行、固执己见等表现。+C 情绪是自我圆满的正向情绪，但容易引发的负向情绪却更多更可怕。

+C 情绪最美也最诡，但是真正的杀伤力都在"三不足"，明代冯梦龙在《警世通言·拗相公饮恨半山堂》中叙述："荆公自以为是，复倡为三不足之说：天变不足畏，人言不足恤，祖宗之法不足守。"高度自我满意的圆满，竟然可以生成"三不足"的排斥行为与现象，而在激发对自己的 +R 情绪的同时，也一并引发对环境与他人的 –R 情绪。内外的 ±R 情绪，竟然在 +C 情绪中共生。

（2）–C 情绪

自己认为自己不好所产生的负向情绪，叫作 –C 情绪，这是人类面对的最大的考验与危机。为自己而难过，为自己而伤心，为自己而痛苦，为自己而生气……这样子的 –C 情绪，不是引发抑郁症就是焦虑症，甚至直接导致精神分裂症或打开"自我伤害"的禁忌之门——自虐、自残、自杀。

（3）×C 情绪（没有 C 情绪）

密切关注自己，却不出现任何情绪。不喜不悲，却非冲虚平和，而是不足以喜也不足以悲、不可以喜也不可以悲、不想喜也不想悲、不要喜也不要悲、不该喜也不该悲。如此的 ×C 情绪，截然不同于 ×A（没有 A）或 ×B（没有 B），这种 ×R（没有 R）根本就是另一种可怕的 –R。

（4）到底该怎么办

+C 情绪

+C 情绪出现时理当欣然接受，然后劝勉自己改成淡然接受，务必在从欣然到淡然的情绪转化过程中，重新制订更高的目标并向前挺进。

×C 情绪

×C 情绪是该淡然接受，但是却必须用力劝勉自己，重新制订更高的目标与计划，然后欣然接受这个目标与计划。就在"淡然＋目标＋计划＋欣然"的情绪转换中，个体得以逃脱 ×C 情绪如同宿命般的摧残。

–C 情绪

–C 情绪像瘟疫般漫长地肆虐一个人，又像电击心脏疼痛般击倒一个人。面对 –C 情绪必须立刻黯然接受，绝对不能出现四种禁忌的 –S2，否则会愈陷愈深，无捞摸之处。然后把黯然接受当做 S，而启动淡然接受的 R，只要成了就赢了。但是，谈何容易呢？

最后的办法

+C 情绪只是一座孤岛。C 情绪容易加速心理性情绪，更易引爆生理性情绪，然而所有的应对策略却很艰难困顿，最后的办法就是精油。千万别经常关注自己，碰到 C 情绪时就要使用精油。

C 情绪的管理程序

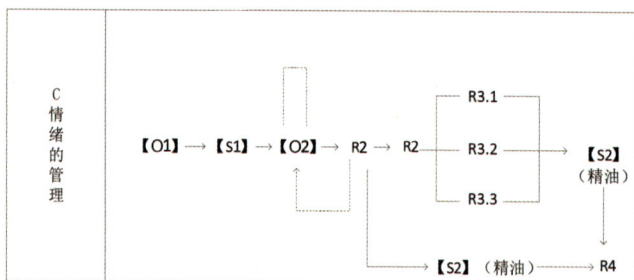

C 情绪的管理

【O1】→【S1】→【O2】→ R2 → R2 → R3.1 / R3.2 / R3.3 →【S2】（精油）→ R4

→【S2】（精油）→ R4

（四）D 情绪

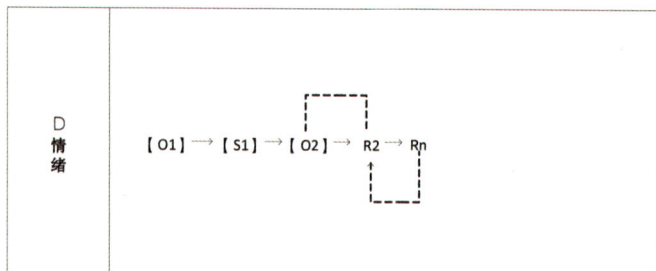

D 情绪

【O1】→【S1】→【O2】→ R2 → Rn

D 情绪是拉长了的真情绪

D 情绪非关 O1、S1 与 O2，而是来自 O2 对 R2 的满意度，从而做出的 Rn 反应。Rn 反应用来延展 R2 反应，却又出现"顺向延展情绪"与"逆向延展情绪"。不论是顺向还是逆向情绪，Rn 情绪都是个体抉择的"真情绪"，并且比 R2 情绪还"真"。

（1）顺向 ±Rn 情绪

当 O2 满意自己在 O1 → S1 的条件下，还能反应出这样的 +R2 时，企图延展 +R2 而主动做出 +R3+R4……+Rn，这是顺向的 +Rn 情绪。当 O2 满意自己的 −R2 情绪，自认为这个 −R2 是对的、真的、有价值的情绪时，企图延展 −R2 而主动做出 −R3、−R4……−Rn，这是顺向的 −Rn 情绪。所以，看到 +R 必须分清楚是 +R2 还是 +Rn，看到 −R 也必须分清楚是 −R2 还是 −Rn。

（2）逆向 ±Rn 情绪

当 O2 不满意自己的 +R2 情绪时，企图改变 +R2 情绪，从而主动做出 −R3−R4……−Rn 情绪，这是逆向的 −Rn 情绪。当 O2 不满意自己的 −R2 情绪时，企图改变 −R2 情绪，从而主动做出 +R3+R4……+Rn 情绪，这是逆向的 +Rn 情绪。所以，看到 ±Rn 情绪还要再分清楚是顺向还是逆向，否则结果刚好适得其反。

D 情绪怎么办

原来，±R 情绪不能当真，必须先确认是 ±R2 或 ±Rn，就算是 ±Rn 还要分出顺向 ±Rn 或逆向 ±Rn。不仅是 +Rn 就好，逆向 +Rn 更是好得不得了。不仅是 −Rn 就不好，顺向 −Rn 虽然令人惊愕，可当事人心甘情愿特意为之。逆向 −Rn 才吓人，硬要把 +R2 搞成 −Rn 才是"可歌可泣"，可当事人却特意为之又心甘如怡。

（1）D 情绪是主动性情绪，不论 ±D 情绪，都是当事人自己的抉择。不论 ±D 情绪，当事人都"欣然接受"。D 情绪最能展露一个人在精神层面的价值感，并且完成了对 A、B、C 情绪的绝对超越。如何面对自己的 D 情绪呢？又如何面对他人的 D 情绪呢？逆向的 –Rn 是折磨、自虐吗？逆向的 +Rn 是奋发、坚毅吗？顺向的 +Rn 是贪恋逸乐吗？顺向的 –Rn 是软弱失志吗？

（2）面对自己的 D 情绪，务必清楚地分明自己的意图，切忌用来勒索或威胁自己与他人。至于面对他人的 D 情绪，若实在无从分明或置喙，只要清楚愿不愿意被勒索或威胁即可。真正的问题是弄不清楚意图是什么？或该怎么办？因为判别 D 情绪已经不易，要弄清楚确实有难度。更何况 D 情绪会强力拉抬心理性情绪，更会超强力催化生理性情绪。面对这些困境，最轻易却帮得上大忙的就是精油了。情绪复方精油可直接创造特定生理性情绪来"超越"D 情绪。

D 情绪管理程序

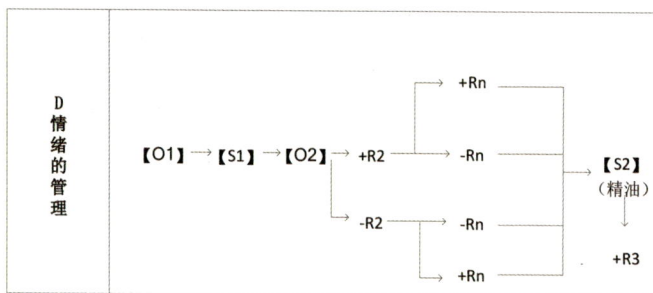

（五）E 情绪

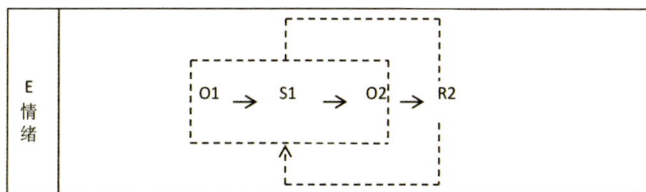

E 情绪是半真似假的情绪

E 情绪与 O1、S1 和 O2 无关。R2 是对 O1 → S1 → O2 整个环境的满意度，满意时就出现 +R2 情绪，不满意时就出现 –R2 情绪。不管 +O1 和 –O1 怎么变，+S1 和 –S1 怎么变，+O2 和 –O2 怎么变，不论 O1 和 S1 的关系如何调整，也不论 S1 和 O2 的关系如何调整，只要这个整体的关系所构建的"境"存在，R2 就不会改变。

这个"境"是一个"局"，这个"局"造了一个"势"，这个"势"引爆了"力"。只要入了境成为境中人，就会入局、得势、出力而有所行动，这个行动伴随着的触媒就是 E 情绪。+E 情绪代表乐在其中，–E 情绪代表困在其中无力反抗。乐在其中自当欣然接受，困在其中也只能黯然接受。

E 情绪为何半真似假呢？ E 情绪非关个体或生活事件，而在于集体或整体环境对个体的影响。这个"环境"会在个体心中构建一种"心境"，对环境的满意度会影响心境的好坏，心境的好坏也会影响环境的满意度。+E 情绪表面上是乐在其中，但也有可能是假的。–E 情绪表面上困在其中，但也有可能乐在其中，只因为环境与心境的悖离。因为是个体在团体中的行为，所以真相半假、假相半真。

E 情绪怎么办

E 情绪半真似假，是最尴尬的情绪，尴尬之处在于环境因子不可控，尴尬之处又在于心境不可说。所以 +E 是真的，但却不全代表乐在其中。–E 也是真的，但却不全代表困顿其中。发现与觉察自己处于 +E 时，就该欣然接受。除了欣然接受，还应该淡然于心力不足之处。觉察自己处于 –E 时，除了黯然接受外，还应该淡然于心力奋起之际。

E 情绪有内外之分，"E 内情绪"是心境满意度，"E 外情绪"是对环境的满意度。

E 情绪		E 内情绪		
		+	×	–
E 外情绪	+	E1	E4	E7
	×	E2	E5	E8
	–	E3	E6	E9

E1 是百分百的"真"的 +R 情绪，E4 是"半真"的 +R 情绪，E7 是"假"的 +R 情绪，E2 是"半假"的 ×R 情绪，E5 是"真"的 ×R 情绪，E8 是"半假"的 ×R 情绪，E3 是"假"的 –R 情绪，E6 是"半真"的 –R 情绪，E9 是"真"的 –R 情绪。

如何处理这些情绪呢？不管是 +R、×R，还是 –R，只要是真的或半真的就是"三个接受"，只要是假的或半假的就"跳开"。如果无法接受或跳不开，那么就只能依靠精油了。情绪复方精油可直接引发特定生理情绪，直接让人接受与跳开。

E 情绪的管理程序

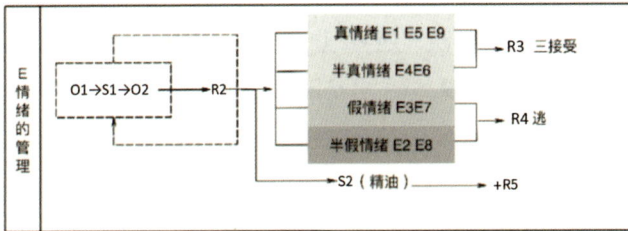

（六）F 情绪

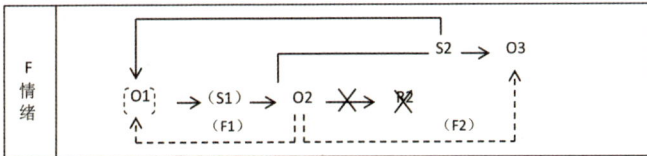

F 情绪是真情绪，而且是 S 情绪

A、B、C、D、E 情绪都是 R 情绪，F 情绪却是 S 情绪。F 情绪不是 R2 情绪，而是 S2 情绪。F 情绪区分为两类，第一类 F1 情绪的出现非关 O1 发出什么 S1 给 O2，而是 O2 主动要发出一个 S2 给 O1。O2 会说"不是因为你或你对我做了什么我才哭。我哭，是因为我想哭，因为我想哭给你看。" 所以，O1 → S1 → O2 只是时间序列的"接近性"，F1 情绪不是对 O1 → S1 → O2 整体或其中的个体"反应"出来的 R 情绪，而是 S2 主动给 O1 看的 S 情绪。

F2 情绪更玄了，就在 O1 → S1 → O2 之后，O2 发出一个 S2 情绪，却不是给 O1 看，而是给（在或不在场的）O3 看。此时 O1 自己会对号入座，

O3 总是茫然不知，O2 会说"我怎样，和你（O1）没关系，和你对我做了什么也没关系，我只是想要这样（S2）。别理我，这和任何人（暗指 O3）都没关系。"当然，有时候，连 O2 也不知道 S2 是针对 O1 还是 O3。别人总分辨不了这是 F1 还是 F2，最后总是随自己想法是否对号入座。

F 情绪怎么办？

对 O2 而言，其实无论是 F1 还是 F2 并没什么意义。对 F 情绪而言，F3 情绪比 F1、F2 情绪重要，但 F4 情绪又比 F3 情绪重要。F3 情绪是"自我的情绪"，F4 情绪是"角色的情绪"。除非对方是"重要他人"，否则自我情绪是以满足自己的欲望与嫌恶为原则的。角色情绪则以"相对角色"的满意度为原则。非关自己角色与自我满意度，个体只要发现自己处于 F 情绪状态，必须进一步去觉察，在 F1 或 F2 中是 F3 还是 F4，因为 F3 和 F4 是相伴随存在的，所以会出现以下四种状态。

F3情绪 / F4情绪		自我	
		喜欢	不喜欢
角色	该	1	3
	不该	2	4

（1）第一种状态：F1 情绪是最美满的情绪，可遇不可求。

（2）第二种状态：F2 情绪是生活中的遗憾，再喜欢都必须立刻"跳开"。

（3）第三种状态：F3 情绪是生活中的厌恶，但是再厌恶都必须立刻接受并表达出来。

（4）F4 情绪对立于 F1 情绪，应当机立断立刻抛开且绝不去做。问题是抛不开接受不了时怎么办呢？答案是精油。情绪复方精油，可直接引发特定生理性情绪来改变 F 情绪。

F 情绪管理程序

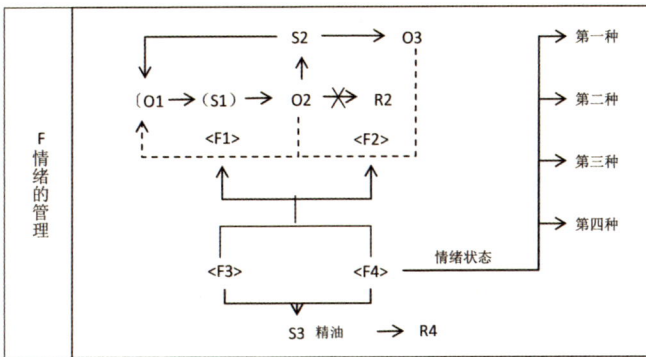

（七）G 情绪

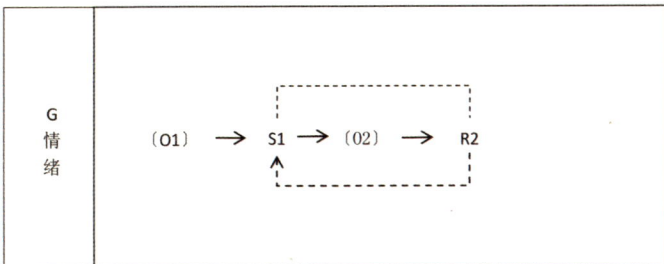

G 情绪是真情绪，而且是刻板化情绪

G 情绪非关 O1 与 O2，而且这个 R2 直接由 S1 引发，不是 S1-> O2-> R2，而是 S1->R2。这个 R2 情绪没办法选择，不能说要或不要。只要有 S1 就必须 R2，至于是 +R2、×R2 还是 –R2，则依个人情况而不同。G 情绪好不好呢？ ±R 情绪都有它的价值与缺憾。–G 情绪越多，这个人越无法过日子。任何人、情、事、理、物、境，只要被"设定"为这个 S1，它就变成不可改变的"嫌恶刺激"从而引爆 –R2。人类本能的会把危险的人、情、事、理、物、境设定为嫌恶刺激，引发 –R2 来提示与保护自己。但嫌恶刺激扩及没有危险性的人、情、事、理、物、境时，每天就会陷落在 –G 中而痛苦不已，因为无法躲避。

能够引发 +R2 的 S1 称之为"快乐刺激"。快乐刺激越多，+G 情绪越多。个体拥有越多 +G 情绪经验，个体可预期可实现的 +G 越多，就会对自己与环境产生高度的满意感而出现"幸福感"。幸福感来自大量的可预期可实现的 +G，所以如何对日常生活中的人、情、事、理、物、境产生 +R 的练习或训练，就变得非常重要。当然，+G 情绪的难处，在于如何抛开对 O1 的刻板印象，如何抛开对 O2 自己的关注。尤其不被 O2 当下的状态所影响，只要出现特定的 S1 ～ Sn，都立刻反应出特定的 +R2 ～ +Rn+1。

G 情绪怎么办

原来，人类在日常生活中，早就有意无意地在训练或制约自己走两个程序，一个是 –G（痛苦程序）：S1 → –R2；另一个是 +G（快乐程序）：S1 → +R2。在不同的年龄，就会成就不同 +G 与 –G 的数量，以及 +G/–G 的比例值。当 +G/–G >1 时，这时候或这件事或这一天或这一周或这一月或这一年或这一生就是幸福快乐的。当 +G/–G =1 时，是互相平衡的，日子还行。当 +G/–G <1 时，日子就难过了，痛苦的时光会大于快乐的时光。

生涯发展的不同阶段，+G/-G 大于或等于或小于 1 的比值会发生变化，这个变化可以是随意的或失控的，也可以是预期的或可控的。当小于 1 时，显示个体必须强力增补新的 +G，并且阻止新的 -G 增生。当大于 1 时，显示个体还可以强力减少旧的 -G，并阻止新的 -G 增生。当等于 1 时，显示个体正拥有绝好的时机，努力去增加新的 +G，并努力去减少旧的 -G。可如果以上都做不到怎么办呢？情绪复方精油可提供最单纯的生理性 +G，直接增加 +G，并将比值提高为大于 1。

G 情绪管理程序

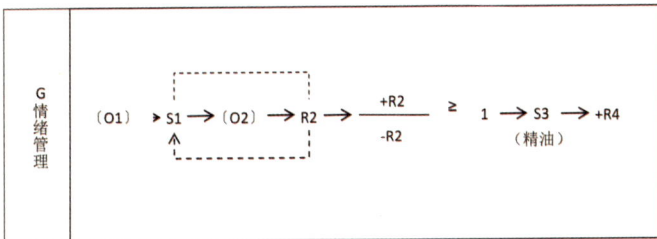

（八）H 情绪

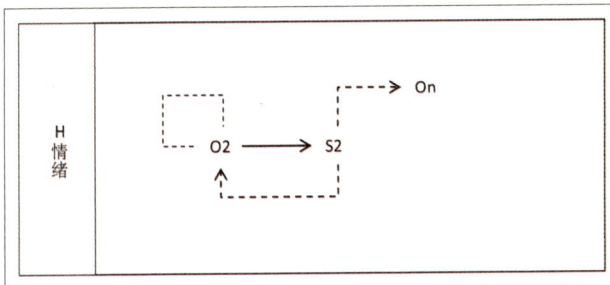

H 情绪是真情绪，来自个体（O）本身的自发性情绪

O2 对自己感觉良好，当自我满意度高时，会觉得我很帅、很美、很成功、很快乐、很有成就、很有价值，我很健康、很棒、很有才气、很有智慧或很努力，此时就会发出 +S2。满意度低时，会觉得我很丑、很笨、很难过、很痛苦、没有用、没有能力、没有动力，非常失败或非常没有价值，此时就会发出 –S2。这些 ±S2 都是 O2 在展示自己的满意度，事实上与其他 O1、On 没关系。有时候也会号称给 On 的 S2，但这只是个障眼法，只是借 On 来表现出 S2 罢了。

+H 情绪是"炫耀"自己的好，–H 情绪是"暴露"自己的不好。+H 情绪总归是好的，虽然是沾沾自喜，但当事人表达了我好，我满意自己，这让身边亲、近、爱的人都放心。–H 情绪对当事人也算是好的，因为负向情绪没有积压在心中。–H 情绪对身边亲、近、爱的人，其实是好坏参半。好在知道这个人怎么了，第一时间帮得上忙。坏在 –H 情绪可能用来做"情绪勒索"，甚至当事人没拿来勒索身边人就自己凑上去勒索自己。

H 情绪怎么办？

从窃窃自喜到志得意满都是 +H 情绪，没有 +H 情绪的人日子怎么过呀？没有 +H 情绪代表这个人没有自信心，只有 –H 情绪代表这个人很自卑，只有 +H 情绪没有 –H 情绪，则代表这个人自信心过了头。+H>–H 情绪代表心理健康状态良好，+H 情绪 =–H 情绪代表健康时好时坏，+H<–H 代表心理健康状态不良。H 情绪必须搭配其他的 A—G 情绪，而不能单独或成为单一的情绪。单一的 +H 或 –H 情绪，都容易导致病态或变态行为。

H 情绪是八种情绪中最重要、最核心且不可或缺的情绪。没有 H 情绪代表没有自我，只有 H 情绪代表唯我独尊。独处时表现出 H 情绪是"自我抒发"，共处或共事时表现出 +H 情绪大抵会受人欢迎，共处或共事时表现

出 –H 情绪则受人排斥或厌恶。

看到别人的 +H 情绪，宜立刻回应以 +A 情绪。遇到别人的 –H 情绪时，宜在心情上营造出自己的 +H 情绪来守护自己不被影响，并在表情上表现出关注对方的 –H 并给予安慰。+H 情绪被感受到并予以 +A 情绪的回应（反馈），是一种非常美妙的经验——会心（Encounter）。–H 情绪被感受到并予以 +A 情绪的回应（反馈），是另一种非常美妙的经验——接纳。

H 情绪的管理程序

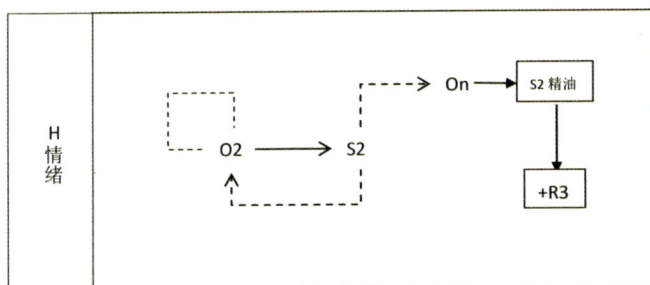

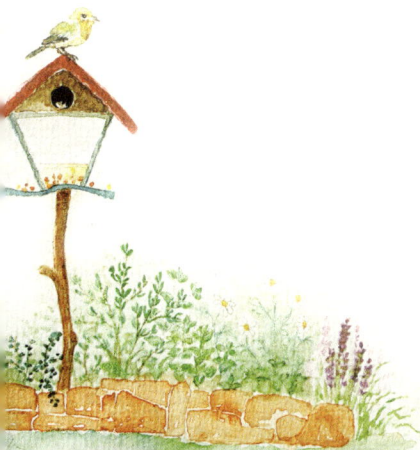

八、情绪复方精油的秘密

特别推荐的情绪复方精油一共有六支，这是心理健康与咨询历史上的一大成就。

（一）效益

人们本来是借助外在刺激而产生内在的心情反应，这种心情反应是心理激发配套生理状态的"心理—生理情绪"。当心理情绪又外显为表情与行为时，又反馈出第二级的"行为情绪"，因为行为而又激发了"行为—心理—情绪"。除了病态与变态行为是由生理机制引发"生理情绪"，再知觉认证为"生理—心理情绪"，又再表现为"心理—行为情绪"，或直接引发"生理—行为情绪"。

人类的心理健康咨询与治疗作业，一直只能诉求于当事人理性与知性的"情绪管理"，或是生物反馈技术和行为矫治技术。除了生物反馈技术，效益最快的当然是抗焦虑剂与抗抑郁剂，但是代价是副作用。这六支情绪复方精油的问世，代表一种"类药物"的里程碑，提供给人类直接操作"精油—生理—心理"情绪来改变原本三种情绪的便利性，情绪管理进入了生理心理学的平台，而不再陷入"认知—情绪"或"抗精神病药物—情绪"的平台。

（二）"精神－生理－心理"情绪精油平台

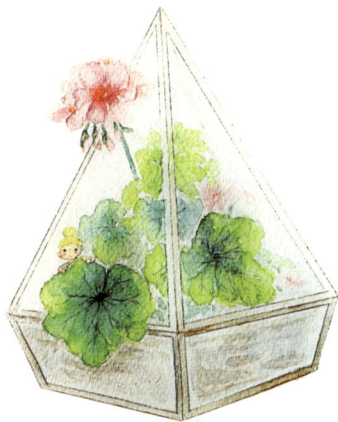

　　一共有六支复方精油可以操作使用。用薰香机来扩香，或滴口罩嗅吸，是两种基本用法（涂抹是辅助用法）。

1. 欢喜复方精油：喜乐

　　欢喜复方精油是这六支精油里使用最广泛、最好用的"基油"，其他几种复方都能与它调和在一起，味道不会因混合而变得难闻。野橘和生姜中各含 95% 与 90% 的烯，一起创造了稳定安顺的组织环境。然后再用丁香和八角茴香，分别带着 85% 的酚和 80% 的酚醚，一起把神经系统拉高并使之亢奋起来，最后用肉桂皮中 80% 的醛将情绪顺顺妥妥地安定下来。最重要的是味道好闻，好打理，化学成分的疗效直入大脑杏仁核。当精油的味道不对时，香臭难分或突刺冲鼻，或怪味令人做呕之时，再好的疗效都没有用（快乐鼠尾草就是一个好例子）。

2. 安慰复方精油：暖心

安慰复方精油犹如淡香精，让人找不到排斥它的理由，愈闻愈暖心，整个身体都在每一口呼吸之中被亲密而香喷喷地抚慰着。拥有 90% 单萜烯的乳香坐上王座，左边是广藿香，右边是檀香和玫瑰，而王后之尊的依兰依兰，就俏立于身后，其化学成分构图之美无与伦比。广藿香、依兰依兰衬托起乳香，三方合力把整个人的器官与组织强力抚平、安顺。广藿香与依兰依兰用 1/3 的力道，去拉高檀香和玫瑰，一起将身体的每个细胞兴奋起来。依兰依兰又使出半身力气，用 50% 的酯将神经系统镇静下来。淡香飘逸中，整个人仿佛洗了个桑拿浴，冷热交替后泡入温水中——着实暖心。

3. 热忱复方精油：高兴

这是另一个神奇美妙的配方，味道兴奋了些，但"高兴"时好像就该是这个味道。生姜向下安抚组织，丁香向上拉抬神经系统，肉桂居中平衡情绪，又是一个独特的"上下左右"的"生理－心理－情绪"平衡系统。甜而温柔的檀香加进来，甜而浓郁的茉莉又加进来，两种持久不散的香氛，催发荷尔蒙分泌，把平衡的组织与神经"煽动"了起来。透纳莱和豆蔻相结合后形成高浓度的氧化物，整个神经系统被强而有力地抬举，于是整个人就飞起来了，怎一个高兴了得！厉害吧！层层建构的精油化学世界，创造了高兴与热情的心理状态。不需要有好事才开心，有喜欢的人才热情，想高兴、想热情，深深地嗅吸热忱复方精油即可。心情与表情，都"操纵"在手中的精油瓶里。

4. 宁静复方精油：清净

相比安慰复方精油的迷人淡香，这款复方精油该叫作薄香或浅香。这种浅香会一路沉入灵魂深处，因为它令人清心净虑，静谧入眠，就好比在甜汤里撒些盐，会甜得更"厚道"一般。薰衣草和岩兰草各贡献出一个单位的醇，向上拉抬全身组织细胞的兴奋度，同时又衬托出乳香释出的两个单位的烯，全面安顺整个身体的组织系统。然后又请出快乐鼠尾草、马郁兰和薰衣草，贡献出三个单位的酯，如入无人之境般释放所有的情绪、念想，稳定与放松全身神经系统。这时候，整个人就想要入睡了，清心净虑、无思无碍地沉入"酯"之中。

5. 激励复方精油：清扬

激励复方精油的味道，比欢喜复方精油浓得更多，所以接受度就因人而异了。其基本化学结构是和宁静复方精油相反的。先以葡萄柚中95%的单萜烯挑大梁来安抚组织，次以香蜂草中65%的醛来平衡情绪与中枢神经系统。全面搞定身体之后，才派出胡荽和罗勒联手抬高全身组织的兴奋度，又派薄荷释出44%的酚醇来激励身体组织，再派出迷迭香送出55%的氧化物轻轻托举，激励而起。先打地基安抚身心，再唱《阳关三叠》拉抬三次。"三向的活力"水平，三次带着自信心拾级而上，清扬意满，令人欢欣而鼓舞。

6. 宽恕复方精油：惊醒

奇异的药草成分营造出特别异样的味道，以鱼腥草为最甚，味道浓烈特殊，当代无双。树木系精油原本味道就特别，药草系再植入更是味道称王，这时加入呛鼻子的柠檬草后强力搅和，拨溅四洒，不少朋友闻了都会跳起来。佛手柑本来就是相对平衡的特色精油，它把组织稳定下来，也将神经系统稳定了下来。百里香精油是另一特色，它安抚组织却振奋神经系统。没药全力释放75%的倍半萜烯安抚组织，柠檬草提供65%的醛来平衡情绪，努特卡也来强力调合情绪。结果则是整个人四平八稳，只要你能顶得住这异味，或喜欢这种特别味道。

7. 六支复方精油的综合运用

这六支复方精油，可用于 A–H 情绪的心理调节。可以复方＋复方，也可以复方＋单方，可多层次嗅吸或联合香薰，对于人的情绪调理发挥了极大的作用。

（1）单独用油：建议常备欢喜、安慰与宁静三支复方精油，便唾手可得喜乐、暖心、清净三种心情。

（2）二合用油：有三种美妙组合推荐给大家，为日常必用——

主卧用油：欢喜复方＋安慰复方，妙香旖旎，骨软筋酥，得一"蜜"字。

客厅用油：热忱复方＋宁静复方，热香洋溢，神清气爽，得一"喜"字。

冥想用油：欢喜复方＋热忱复方，如梦似幻，奇香四溢，得一"玄"字。

（3）三合用油：欢喜复方＋安慰复方＋宁静复方各2份，软香入心，神气具寂，得一"睡"字。

（4）特别推荐：三合用油"睡"，是助眠的第一王牌配方，千万要珍藏使用。二合用油"玄"，是冥想独处时，心神摇曳的最佳"触媒"，闻妙香，心香自生，入香得妙，玄之又玄。

九、大观身心医学研究院
精油临床操作技术

大观芳疗技术包括一般用油技术与头部用油技术两大类，已经应用于国内 23 家大观心理咨询中心。

（一）一般用油技术

1. 涂抹

（1）患处涂抹：针对不同作用之精油。直接（或稀释）涂抹于患处，使用两种以上精油以分层涂抹为佳。

（2）耳部涂抹：针对中枢神经系统作用之精油。不论涂抹于哪个患处，都建议同时涂抹双耳内外。涂抹前应先搓揉双耳内外，左右耳轮流涂抹为佳。

（3）脊柱涂抹：针对周围神经系统作用之精油。不论涂抹哪个患处，都建议同时涂抹脊柱，并于分层涂抹前先施手技开穴。

（4）脚底涂抹：针对组织系统与内分泌系统作用之精油。不论涂抹哪个患处，都建议同时涂抹脚底。

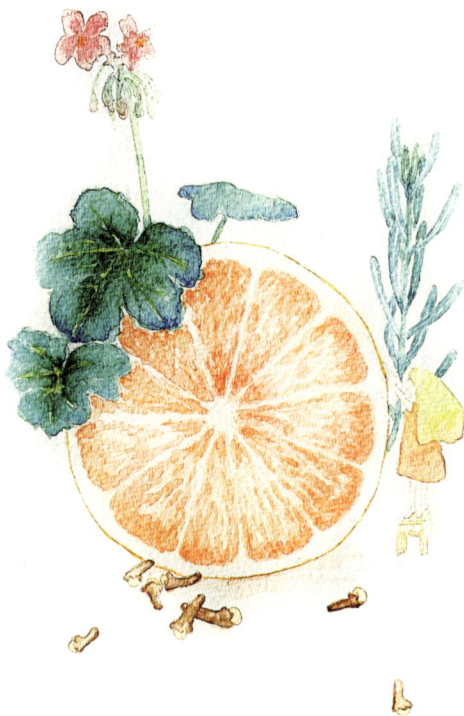

2. 嗅吸

（1）香薰机嗅吸

一般用于环境的香薰调理，营造整个空间的芳香按摩环境，提供"功能性"的空间香氛。另外则为集中性嗅吸，利用香薰机喷雾让人直接吸入鼻腔，至少喷吸半小时，直接制造功能性的嗅吸效果。

（2）口罩嗅吸

强力嗅吸方式之一。直接将 1 ~ 2 滴精油滴入口罩内部，10 分钟后应重新再滴入，至少嗅吸 30 分钟效果为佳。不同精油使用不同口罩，轮流佩戴嗅吸。

（3）涂抹鼻梁、鼻翼嗅吸

具有短暂的及时性效果。

（4）涂抹掌上嗅吸

具有短暂的及时性效果。

3. 食用

（1）舌下滴服

100% 纯精油，经相关检验可用于食品级方可滴服。通常用于较紧急或急迫状态的缓解。

（2）入水饮用或入膳食、糕点。

（3）100% 纯精油，经相关检验达到食品级方可食用。通常用于日常生活状态的养生调理。

（二）头部用油技术

从头顶督脉前后到五官，遍及眼、耳、鼻、舌、身、心、意，直通后颈，创造一个以头部五官七窍为范畴的芳疗小世界。最适用于亲人之间每日操作，最宜亲情、爱情与友情喷洒之用，浓情厚爱美妙无比。

1. 大观头疗

（1）根据想要通过头疗达到的效果，调配一瓶 5ml 或 10ml 的精油精华液。

（2）头疗之前，用梳子将头部梳一梳，进行头皮按摩，让头皮细胞活化。可在前额正中点涂抹平静复方精油 1 滴，并按揉 10 下，帮助放松。之后向上延伸，涂抹前额发际正中线的神庭穴，并按揉 10 下。

（3）从头顶督脉开始，将头部分成左右两边，每一边又以膀胱经、胆经分成三个区域。目测这三条分界线，然后将每一个区域从平行于胆经、膀胱经的方向，再平分成两部分。再以耳尖窝与头顶的百会穴连线为分界线，将头部分成前半部和后半部（后部即整个后脑勺）。

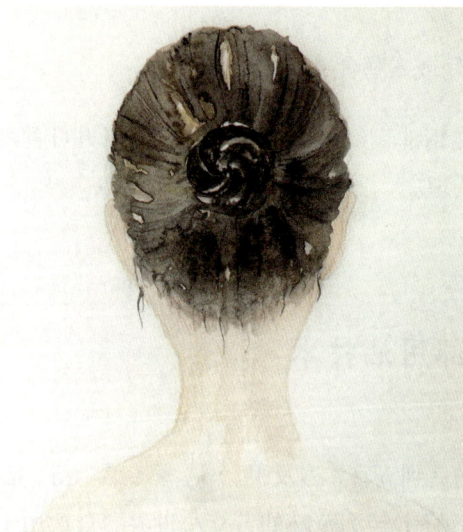

（4）用棉签蘸取调配好的精油。

（5）双手各拿一支棉签，从额前督脉开始，梳理头部的前半部。将两支棉签合并在中央发际线起点处，原地转 3 圈，再按 Z 字形走到百会穴，结尾处原地转 3 圈作为收尾。力度宜适中，也可根据喜好适当增加力度。从中央线的左右两边各划分出六条线，每条线用棉签重复梳 10 ~ 15 下，然后回到前额发际线处，两手各执棉签慢慢向督脉左右两边同时移动。请保持聚精会神，两手慢慢分开，分别操作。在膀胱经、胆经经过处进行加强。重复以上步骤直至把头部前半部所有区域都覆盖到，然后进行头部后半部的梳理，以覆盖到整个头部，得到舒解。

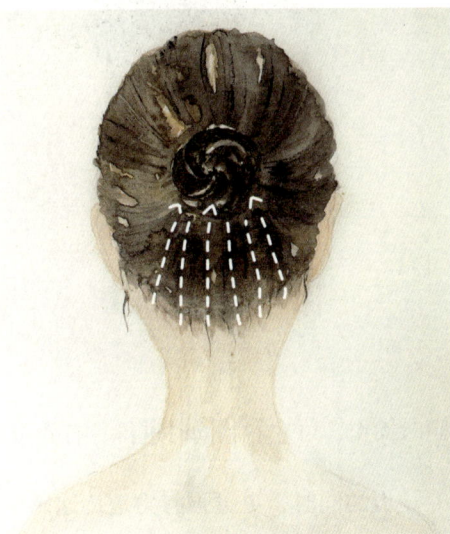

（6）头疗过程中，棉签上的精油如果吸收完了，可再次蘸取。

（7）后脑勺部位，从底部发际线向上梳，增加舒适感。若关系亲密，可将头疗接受者的头部抵住操作者的腹部来增加亲密感。倘若不是亲密关系，操作者站在接受者身后进行操作。若没有棉签也可用手指代替棉签。

（8）后脑勺梳理完毕之后，可将食指、中指、无名指三指合并，按压颈部天柱穴（这是个常被忽略的穴位，按压过后能缓解头痛及肩、背痛），左右两侧各按压 10 下，可搭配涂抹安慰复方精油或宁静复方精油。涂抹按压之后，试着转头，头部会感到很轻松，有种令人讶异的舒服感。

（9）深呼吸 10 次，感受每股气都能吸到头顶的畅快感。

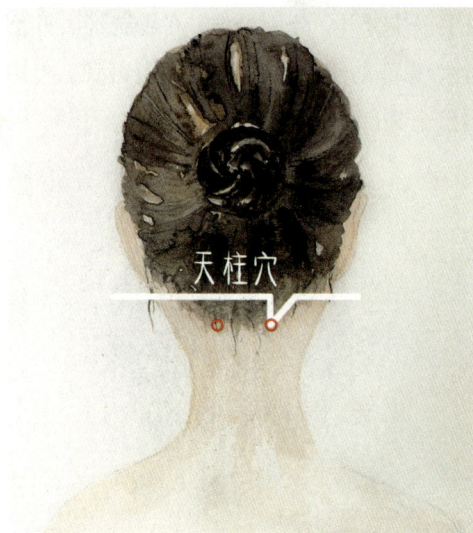

（10）两手同时操作，可左右脑同时进行，有效帮助提高专注力。

（11）训练专注力的同时，更可强有力地传递感情。头疗 10 分钟，不论说话还是不说话，两个人始终保持在约 20 厘米的亲密距离，接受头疗的人感受到操作者很用心、专注地让自己舒畅、舒服。尤其是给朋友或家人操作时，对于情感的提升更有帮助。因为要两只手同时操作，操作者必须高度专心，所以接受者心理上就会特别感动。一抬眼，看见对方专注的样子，强烈的感动冲击心灵，此时再相视一笑，便完成一次情感的交流。

（12）头疗参考用油：

放松舒缓：佛手柑、薰衣草（或宁静复方）、苦橙叶、平衡复方、雪松、橙花、檀香。

抗衰老：乳香、丁香（这两支单方精油也可用基因修护复方代替）、没药。

提神醒脑、加强脑力：乳香、广藿香、薄荷、迷迭香、柠檬。

生发、缓解脱发：迷迭香、生姜、薰衣草、依兰依兰。

（13）调配操作：可挑选 3 ~ 5 种精油，每种各 3 滴，投入 5ml 滴管瓶中（或每种各 5 滴投入到 10ml 滴管瓶中），滴管瓶剩余空间加满分馏椰子油，并适量稀释后使用。

2. 大观眼疗

完成头部梳理之后，换用新的棉签，在眼睛周围进行眼疗。

（1）接受者闭着眼睛，操作者将两支棉签合并在一起，保持水平，贴着眼眶轻移按压。此时精油稀释浓度以淡为宜，切记不要涂到眼睛里（如有不慎入眼，请以分馏椰子油涂抹稀释，千万不能用水冲洗）。

上下眼眶各涂抹 3 次，用棉签蘸取精油后，以适当力度从眉头划过眉梁。关系亲密的家人、夫妻可用拇指代替棉签进行划按。从眼尾沿着上下骨缝、颧骨弓连线到耳朵（可先用手指确认骨缝位置，再用棉签操作）。若不用棉签，可用手指（食指、中指、无名指合并进行）按揉、走完这一连线。棉签应尽量贴平脸部方向，请两边同时操作，并顺向进入耳疗。

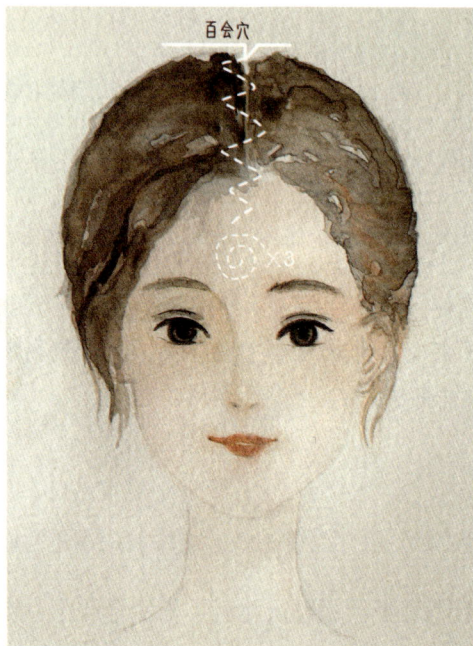

（2）眼疗推荐使用精油：焕肤复方，或乳香、没药（这两种精油有助于修复组织细胞）、茶树（缓解眼部干涩）、快乐鼠尾草（称为"清澈之眼"，有助于增强视力）、柠檬草（加强视网膜），亦可加入清甘复方（肝开窍于眼，所以肝经淤堵也会影响眼睛），并加入适量分馏椰子油稀释后使用。

3. 大观耳疗

耳疗接受者先按揉耳朵，激活耳部细胞，然后用棉签蘸取精油进行梳理。

（1）用棉签蘸取精油后，对耳朵的耳门穴、听宫穴、听会穴，尤其是牵正穴，以中等力度划连线，并在此四个穴位停留并加强按压，然后划至耳廓之后，完成一个闭环圈，并按揉翳风穴。

（2）换用两支棉签，蘸取精油之后，按摩耳廓内外（注意不能涂抹到耳洞中）。耳部充满穴道（或反射区），可与手、足媲美。

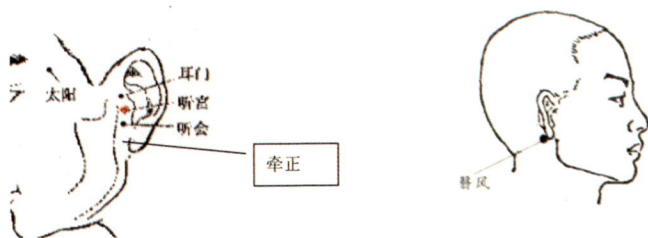

（3）耳疗推荐使用精油：茶树（杀菌消炎）、杜松浆果（入肾经、滋补耳朵、辅助缓解耳鸣）、罗勒（缓解耳朵疼）、永久花（缓解耳朵疼、耳鸣）。

（4）此方法可促进耳聪目明。操作完成后，接受者睁开双眼，配合深呼吸 3～5 次，双眼即可感受到更加明亮。耳疗时，可以闭目养神，完成之后感受听觉更敏锐。

（5）耳朵部位完成之后，可在前额正中点涂抹宁静复方、平衡复方或其他合适的精油 1 滴，之后按揉两眉中央点的印堂穴。

（6）涂抹耳朵及患处。因为耳朵靠近脑部，对于精油的吸收可直接快速供给于脑部。涂脊柱、脚底为辅助。涂抹次序：A. 患处。B. 耳朵。C. 脊柱。D. 脚底。根据身体调理需要来调配精油。涂抹耳朵时，根据皮肤敏感程度调整稀释比例，若皮肤不敏感则不需大量稀释基底油，以增加精油吸收入体内。

（7）分耳涂抹，即第一种油涂左耳，第二种油涂右耳。待吸收完毕后，第三种油涂左耳。以此类推。

4. 大观鼻疗

用棉签蘸取精油涂抹鼻腔内侧，此法适用于某些急性或状况严重的鼻炎、鼻子不通等情况之调理。

（1）先用一支棉签清洁鼻腔，再换新棉签，蘸取精油后，将棉签轻轻放入鼻孔，在整个鼻腔内转动。通过鼻黏膜吸收理疗级精油，比涂抹鼻翼效果更显著。

（2）推荐使用精油：乳香、呼吸复方、防护呼吸复方、柑橘类单方，加入适量分馏椰子油稀释。

5. 大观舌疗

即舌下滴服精油，适用于急症缓解。舌下内服精油需谨慎，以下列举三种常见情况：

（1）嗓子疼，快要感冒时：可舌下滴服柠檬1～2滴，和/或乳香1～2滴。滴时要小心，注意瓶口与水平线略微有夹角，不能太过垂直于水平线，以免难以控制滴数。如有不适请就水服用，或及时咨询精油心理（康复调理）专家，不可勉强进行。

（2）不良饮食（病菌引起）突发肚子痛：可舌下滴服防卫复方1～2滴、消化复方3～4滴（注意防卫复方比较辣，黏膜敏感或脆弱的朋友请谨慎服用），进行及时抗病菌处理，帮助缓解胃肠不适。

（3）心脏病突发：可作为辅助性的急救用油。可在等待救援时，在心口涂抹乳香精油，或舌下内服乳香精油1～2滴，有助于急救处理。

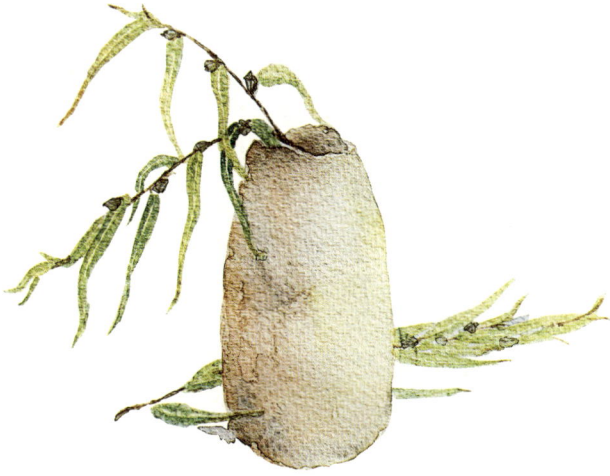

由精油爱好者学习成长为精油专家（精油康复理疗师），再通过精油心理学踏入心理学领域，开拓出一片新蓝海——精油心理学，从而成为精油心理（康复调理）专家。精油不是单纯作用于生理或生物系统，而是启动一个人身心灵的整体反应。精油入体，且又入心。学习了精油效用与操作手法以后，更要学习精油心理学，把自己升级为精油心理（康复调理）专家。

心理学波澜壮阔，相对于一个『半专业』人员，如何开启精油心理（康复调理）专家的养成之路呢？

第二篇

现代精油心理（康复调理）专家

的养成之路

一、精油心理学

（一）第一个心理模型

精油之心——人类对精油的期许与预言。在临床用油时，人类会产生哪些身心反馈历程，从而决定植物精油疗法在临床上的效用呢？

植物精油疗法操作模型如下：

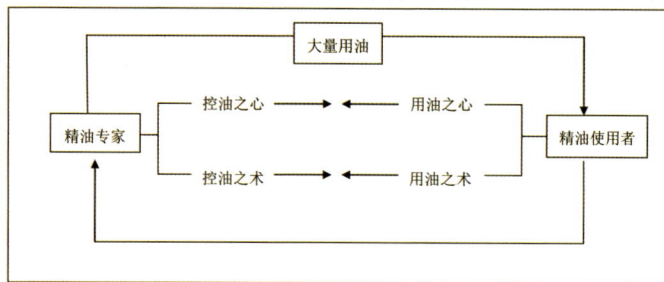

```
┌─────────────────────────────────────────────────┐
│        ┌──────────────────┐                      │
│        │     大量用油      │                      │
│  ┌─────┴──┐  控油之心 →  ← 用油之心  ┌─────────┐ │
│  │ 精油专家 │                         │精油使用者│ │
│  └─────┬──┘  控油之术 →  ← 用油之术  └─────────┘ │
│        └──────────────────────────────────┘      │
└─────────────────────────────────────────────────┘
```

1. 精油使用者

任何一个人接触精油后，都可能借由大量学习而成为精油专家，而精油专家与一般使用者的区别在于大量用油。精油使用者的用油之心，可以是质朴而单纯的动机性行为，也可以是强烈而渴求的目的性行为。前者在于享受某些趣味，后者在于获得某些效用。用油之术当然是拙趣横生，是典型的尝试错误行为。对于精油使用者而言，用油之心会指导性、诱发性、安慰性地"覆盖"用油之术的效用。

2. 精油专家

精油专家通过专业学习与大量用油，从而擅长调控精油的技术。美妙的是，控油之心破茧而出之后，精油会像魔兽般咬蚀人心。有时会出现一支油占领你全身、全心、全意，有时会有好几支油一直在你身上"玩耍"，有时候油都不见了，而人就如蝉蜕后遗弃的空壳。精油如魔兽般占领人心与人身，不知是人用油还是油用人，走出来的人才真的拥有"控油之心"。人与油相互占领之后，控油的心意才会变得温柔。剥离目的性的效用与利益之心，才能温润而酥软地把精油化为绕指柔。控油之心就不再是什么动机或什么目的了，而是代表了人与油接触的那一刻的心理历程。所以，控油之心也超越了控油之术，控油之术因为控油之心的引领而升华。控油之心温柔地触发用油之心，控油之术也才有机会指导用油之术。

（二）第二个心理模型

植物精油疗法的第二个操作模型如下：

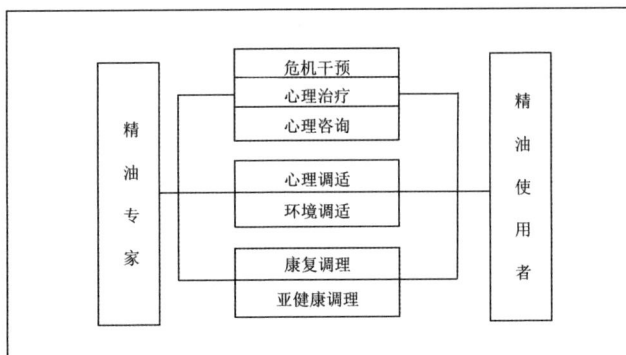

临床上使用植物精油疗法时，在精油专家与精油使用者之间，会出现三个心理平台。

1.精油第一用：亚健康调理与康复调理平台。对于疾病前的亚健康状态，以及疾病后的康复治疗阶段，其所产生的各种生理基础的身心反应，精油可以直接对人体进行生理与心理的调适。

2.精油第二用：环境与心理调适平台。对于环境条件所引发的心理与行为状态，以及心理状态引发的各种心身状态，精油都可以从生物性因素直接介入，改变与调试环境心理状态与身心状态。

3.精油第三用：心理咨询、心理治疗与危机干预平台。对于心理咨询的身心反应，心理治疗的身心症状反应，以及危机干预的行为反应，都使用精油以调适身心反应历程，在本平台上发挥三大效能。

（三）植物精油疗法的临床心理学

植物精油疗法与临床心理学美妙的合体，来自以下各方面的对话与取向。

1.心理学的对话

（1）狭义的临床心理学

狭义的临床心理学，指称的对象是心理治疗与危机干预。面对的是各种精神官能症、分裂症、灾难应激反应与自我伤害的行为干预。

（2）广义的临床心理学

广义的临床心理学，指称的对象是心理咨询与康复疗愈。面对的是心理咨询。

（3）积极心理学的临床心理学

从积极心理学的角度，临床心理学预前的亚健康调理，以及预后的康复调理的再超越——质的成长与发展，都成为关注的两大领域。

2. 心理学的取向

精油康复调理技术如何应用于临床心理学的三大领域呢？

（1）临床心理学专家操作精油康复调理技术

对心理治疗师与心理咨询师而言，植物精油疗法成为心理治疗与心理咨询的重要技术，几乎大部分的病人与来访者都需要介入。中国 23 家大观心理咨询中心，已全面操作本疗法并作为标配。

心理治疗与心理咨询一直缺乏药品或商品，所以在治疗或咨询的当下，虽然有各种技术可以操作，但患者返家后的一个星期，却只能依靠自己的意志力来操作被安排的"行为改变作业"。三餐前后服药、睡前服药、四小时服药一次……这种完美的持续性药品，终于因为植物精油疗法的成效，使得精油成为心理治疗与咨询现场疗效之外，唯一可以从生物与生化因子协助案主调理身心与行为的商品。这个破天荒的取向，将使得植物精油疗法被列入心理治疗师与咨询师的养成教育之中。而精油也将普遍嘉惠于心理治疗师的患者与心理咨询师的来访者。

（2）精油心理（康复调理）专家进行临床心理学应用

此标准令传统的芳疗师与精油康复调理师无法胜任。此标准要求每一个精油专家必须接受心理学的训练，成为一个精油心理（康复调理）专家。

二、精油心理（康复调理）专家

成为精油康复调理师，应该接受系统教育，并取得官方认证的执业执照。精油康复调理师如何再升级，发展为一个精油心理（康复调理）专家，进而把精油心理学的专业知识与能力运用于植物精油疗法之中呢？如何把用油从身体提升到身心合一的功能呢？精油融入心理学，以心理学导引精油的运用，让精油心理学广泛地吸引更多人，并成为精油的爱用者，接受精油的心理滋养，从而攀升美妙动人的心灵世界。

（一）自体与客体关系

每个人和自己的关系称之为自体关系。每个人和他人的关系称之为客体关系。自体关系先于一切关系而存在，并成为客体关系真假对错与成就等级的基础。一个不接受自己的人，怎么可能接受他人呢？自体关系保障了客体关系的能力，但不代表必然的动力或努力，更不代表自体与客体关系是单向或双向的因果关联。

可是"因为你喜欢我，所以我更喜欢自己了"，对 A 和 B 这两个人而言，A 对自己的自体关系，保障了他对 B 客体关系的能力。但是 B 对 A 之客体关系的好坏，却也能直接或间接增益或减损 A 对自己的自体关系。你不能接受自己的时候，因为"我接受你"，所以你就更可能或可以"接受自己"，这就是大观心理咨询的"疗效因子"之一。

（二）自体与客体的 12 种关系

人与自己的关系有 12 种，而这 12 种关系也是人与他人的关系。这 12 种关系代表 12 种能力与 12 个阶层的心理学模型，这个模型区分为四个区块：

1. 第一个区块是由 R1 ～ R4 四个单元组成的相对性领域空间；

2. 第二个区块是由 R5 ～ R7 三个单元组成的绝对性领域空间；

3. 第三个区块是由 R8 ～ R9 两个单元组成的相对性领域空间；

4. 第四个区块是由 R10 ～ R12 三个单元组成的绝对性领域空间。

这 12 个单元，正是人类面对自己与他人时的 12 种反应模式，简称为 12 种 R (Response)。

R1、R2、R3、R4：感觉、知道、了解、认同；R5、R6、R7：接受、肯定、赞美；R8、R9：支持，信任；R10、R11、R12：喜欢、动情、爱。图示如下：

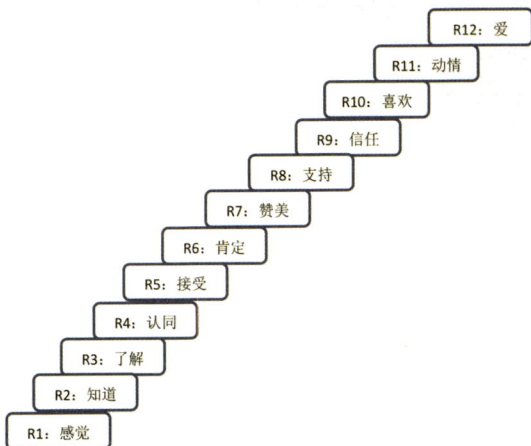

R12：爱

R11：动情

R10：喜欢

R9：信任

R8：支持

R7：赞美

R6：肯定

R5：接受

R4：认同

R3：了解

R2：知道

R1：感觉

（三）精致的精油量化心理学

这 12 种关系出现在自体与客体的交互行为之中，每个人都身在其中，却因经验的限制不知其所以然。精油心理（康复调理）专家量化每一种关系，区分成"+3、+2、+1、0、−1、−2、−3"共 7 个量化指标，所以 12 个单元细分成 84 个小单元，每个小单元搭配植物精油来调理或增益减损，构建了精致美好的生活。精油心理（康复调理）专家操控植物精油，挥洒在 84 个人类生活的领域空间，创造了精油与心理学的崭新价值与典范。

（四）R1 ~ R12 用油配方一览

R1：感觉

R1：0 分【没有感觉】——冬青是感觉系统的基油，其高达 90% 的苯基酯类，可镇静、放松、平衡、调节神经系统。香薰：冬青 2 滴，4 小时。

R1：+1 分【感觉不错】——冬青 2 滴，罗勒 2 滴，香薰或涂抹耳朵反射区。

R1：+2 分【感觉良好】——冬青 2 滴，罗勒 1 滴，佛手柑 2 滴，香薰或涂抹耳朵反射区。

R1：+3 分【感觉非常棒】——冬青 2 滴，罗勒 1 滴，佛手柑 1 滴，天竺葵 2 滴，香薰或涂抹耳朵反射区。

R1：−1 分【感觉不好】——冬青 2 滴，新陈代谢复方 2 滴，香薰或涂抹耳朵反射区。

R1：-2分【感觉糟糕】——冬青2滴，新陈代谢复方1滴，提升活力复方2滴，香薰或涂抹耳朵反射区。

R1：-3分【感觉非常恶劣】——冬青2滴，新陈代谢复方1滴，提升活力复方1滴，薰衣草1滴，马郁兰2滴，香薰或涂抹耳朵反射区。

R2：知道

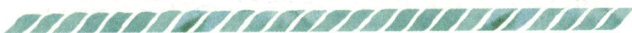

R2：0分【无所谓知不知道】——丁香是知觉系统的基油，高达85%的酚类，可激励神经系统和免疫系统。香薰：丁香2滴，4小时。

R2：+1分【大概知道】——丁香2滴，薰衣草2滴，香薰或涂抹耳朵反射区。

R2：+2分【大部分知道】——丁香2滴，薰衣草1滴，快乐鼠尾草2滴，香薰或涂抹耳朵反射区。

R2：+3分【全部都知道】——丁香2滴，薰衣草1滴，丝柏2滴，香薰或涂抹耳朵反射区。

R2：-1分【不想知道】——丁香2滴，小豆蔻2滴，香薰或涂抹耳朵反射区。

R2：-2分【不知道】——丁香2滴，小豆蔻1滴，芫荽2滴，香薰或涂抹耳朵反射区。

R2：-3分【不该知道】——丁香2滴，小豆蔻1滴，芫荽1滴，防护呼吸复方2滴，香薰或涂抹耳朵反射区。

R3：了解

R3：0 分【了解或不了解都一样】——黑胡椒是知性系统的基油，其高达70%的烯类，温暖与安抚着组织，在抚慰中带来激励与冷静的融合。香薰：黑胡椒2滴，4小时。

R3：+1 分【有点了解】——黑胡椒2滴，柠檬2滴，香薰或涂抹耳朵反射区。

R3：+2 分【很了解】——黑胡椒2滴，柠檬1滴，广藿香2滴，香薰或涂抹耳朵反射区。

R3：+3 分【非常了解】——黑胡椒2滴，柠檬1滴，柑橘类复方2滴，香薰或涂抹耳朵反射区。

R3：–1 分【不想了解】——黑胡椒2滴，野橘2滴，香薰或涂抹耳朵反射区。

R3：–2 分【不了解】——黑胡椒2滴，野橘1滴，柠檬2滴，香薰或涂抹耳朵反射区。

R3：–3 分【不该了解】——黑胡椒2滴，乳香1滴，平衡复方2滴，香薰或涂抹耳朵反射区。

R4：认同

R4：0 分【无所谓认不认同】——葡萄柚是知性批判系统的基油，其高达95%的单萜烯类，带来身心高度平衡，振奋精神又提升了组织系统的稳定性。香薰：葡萄柚2滴，4小时。

R4：+1 分【有点认同】——葡萄柚 2 滴，佛手柑 2 滴，香薰或涂抹耳朵反射区。

R4：+2 分【完全认同】——葡萄柚 2 滴，佛手柑 1 滴，甜茴香 2 滴，香薰或涂抹耳朵反射区。

R4：+3 分【非常认同】——葡萄柚 2 滴，佛手柑 1 滴，甜茴香 1 滴，丁香花蕾 2 滴，香薰或涂抹耳朵反射区。

R4：–1 分【不想认同】——葡萄柚 2 滴，没药 2 滴，香薰或涂抹耳朵反射区。

R4：–2 分【不认同】——葡萄柚 2 滴，没药 1 滴，尤加利 2 滴，香薰或涂抹耳朵反射区。

R4：–3 分【不该认同】——葡萄柚 2 滴，香蜂草 1 滴，平静复方 2 滴，香薰或涂抹耳朵反射区。

R5：接受

R5：0 分【无所谓接受或不接受】——佛手柑是理性系统的基油，其所含有的烯类、酯类、醛类三头并进，创造了组织与中枢神经系统最高级别的安抚、安定与平衡。在知性与感性平衡的基础上，芫荽醇、香叶醇、橙花醇与松油醇，又轻轻地、恰到好处地加速血液循环、活化细胞，呈现人类理性的最佳基础状态。香薰：佛手柑 2 滴，4 小时。

R5：+1 分【不得不接受】——佛手柑 2 滴，侧柏 2 滴，香薰或涂抹耳朵反射区。

R5：+2分【该接受】——佛手柑2滴，侧柏1滴，快乐鼠尾草2滴，香薰或涂抹耳朵反射区。

R5：+3分【心甘情愿接受】——佛手柑2滴，侧柏1滴，快乐鼠尾草1滴，提升活力复方2滴，香薰或涂抹耳朵反射区。

R5：–1分【不想接受】——佛手柑2滴，绿薄荷2滴，香薰或涂抹耳朵反射区。

R5：–2分【绝不接受】——佛手柑2滴，绿薄荷1滴，平衡复方2滴，香薰或涂抹耳朵反射区。

R5：–3分【不该接受】——佛手柑2滴，绿薄荷1滴，平衡复方1滴，平静复方2滴，香薰或涂抹耳朵反射区。

R6：肯定

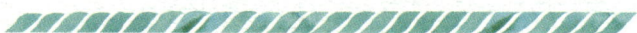

R6：0分【无所谓肯不肯定】——乳香是强化版理性系统的基油，其高达90%的烯类，创造了整个组织系统的安定与安抚，巧妙的是另外含有的5%的醇类，有如甜品中少量的盐巴，适度而礼貌地昂扬起来。香薰：乳香2滴，4小时。

R6：+1分【部分肯定】——乳香2滴，茶树2滴，香薰或涂抹耳朵反射区。

R6：+2分【肯定】——乳香2滴，茶树1滴，百里香2滴，香薰或涂抹耳朵反射区。

R6：+3分【绝对肯定】——乳香2滴，茶树1滴，百里香1滴，平静复方2滴，香薰或涂抹耳朵反射区。

R6：–1 分【不能肯定】——乳香 2 滴，依兰依兰 2 滴，香薰或涂抹耳朵反射区。

R6：–2 分【否定】——乳香 2 滴，依兰依兰 1 滴，肉桂 2 滴，香薰或涂抹耳朵反射区。

R6：–3 分【完全否定】——乳香 2 滴，依兰依兰 1 滴，肉桂 1 滴，轻柔爱护复方 2 滴，香薰或涂抹耳朵反射区。

R7：赞美

R7：0 分【没什么好赞美或是批评】——肉桂：1/2 醛类全面荡出振奋的心意，又有 1/4 醇类"趁火浇油"把组织也昂扬起来，然后又贡献出 1/4 的酚类，将神经系统整个挑了起来。香薰：肉桂 2 滴，4 小时。

R7：+1 分【衷心赞美】——肉桂 2 滴，马郁兰 2 滴，香薰或涂抹耳朵反射区。

R7：+2 分【吉言赞美】——肉桂 2 滴，马郁兰 1 滴，罗勒 2 滴，香薰或涂抹耳朵反射区。

R7：+3 分【激情赞美】——肉桂 2 滴，马郁兰 1 滴，罗勒 1 滴，欢喜复方 2 滴，香薰或涂抹耳朵反射区。

R7：–1 分【腹诽】——肉桂 2 滴，柠檬草 2 滴，香薰或涂抹耳朵反射区。

R7：–2 分【恶言批评】——肉桂 2 滴，柠檬草 1 滴，柠檬 2 滴，香薰或涂抹耳朵反射区。

R7：–3 分【斥骂诽谤】——肉桂 2 滴，野橘 1 滴，平静复方 2 滴，香薰或涂抹耳朵反射区。

R8：支持 ///////////////////////////////////

R8：0 分【无所谓支持或不支持】——没药是纯粹理性系统的基油，其所含的 75% 的倍半萜烯，提供了身体组织系统厚实的行动力。香薰：没药 2 滴，4 小时。

R8：+1 分【偷偷支持】——没药 2 滴，薰衣草 2 滴，香薰或涂抹耳朵反射区。

R8：+2 分【全力支持】——没药 2 滴，薰衣草 1 滴，胡荽 2 滴，香薰或涂抹耳朵反射区。

R8：+3 分【永远支持】——没药 2 滴，薰衣草 1 滴，胡荽 1 滴，天竺葵 2 滴，香薰或涂抹耳朵反射区。

R8：–1 分【不支持】——没药 2 滴，檀香木 2 滴，香薰或涂抹耳朵反射区。

R8：–2 分【反对】——没药 2 滴，檀香木 1 滴，乳香 2 滴，香薰或涂抹耳朵反射区。

R8：–3 分【破坏】——没药 2 滴，檀香木 1 滴，乳香 1 滴，放松紧张复方 2 滴，香薰或涂抹耳朵反射区。

R9：信任 ///////////////////////////////////

R9：0 分【没有信任也没有不信任】——天竺葵是价值系统的基油，其所含的 70% 的醇类，让人体组织处于活化与昂扬的状态，而烯类、酮类、醛类、酯类多元的巧妙组合，营造了心身平和、情绪和谐、舒压舒缓的身心状态。香薰：天竺葵 2 滴，4 小时。

R9：+1 分【假装信任】——天竺葵 2 滴，丁香花蕾 2 滴，香薰或涂抹耳朵反射区。

R9：+2 分【信任】——天竺葵 2 滴，永久花 2 滴，香薰或涂抹耳朵反射区。

R9：+3 分【绝对信任】——天竺葵 2 滴，永久花 1 滴，快乐鼠尾草 2 滴，香薰或涂抹耳朵反射区。

R9：−1 分【怀疑】——天竺葵 2 滴，桂皮 2 滴，香薰或涂抹耳朵反射区。

R9：−2 分【不信任】——天竺葵 2 滴，桂皮 1 滴，乳香 2 滴，香薰或涂抹耳朵反射区。

R9：−3 分【完全不信任】——天竺葵 2 滴，桂皮 1 滴，乳香 1 滴，平衡复方 2 滴，香薰或涂抹耳朵反射区。

R10：喜欢

R10： 0 分【无所谓喜欢或不喜欢】——香蜂草是情感系统的基油，其所含的 65% 的醛类和 35% 的倍半萜烯，创造了中枢神经系统顺畅、情绪稳定的心身状态。香薰：香蜂草 2 滴，4 小时。

R10：+1 分【偷偷喜欢】——香蜂草 2 滴，尤加利 2 滴，香薰或涂抹耳朵反射区。

R10：+2 分【公开喜欢】——香蜂草 2 滴，尤加利 1 滴，欢喜复方 2 滴，香薰或涂抹耳朵反射区。

R10：+3 分【好（非常）喜欢】——香蜂草 2 滴，尤加利 1 滴，欢喜复方 1 滴，热忱复方 2 滴，香薰或涂抹耳朵反射区。

R10：-1分【不喜欢】——香蜂草2滴，永久花2滴，香薰或涂抹耳朵反射区。

R10：-2分【讨厌】——香蜂草2滴，永久花1滴，柠檬草2滴，香薰或涂抹耳朵反射区。

R10：-3分【嫌恶】——香蜂草2滴，宽恕复方2滴，放松紧张复方2滴，香薰或涂抹耳朵反射区。

R11：动情

R11：0分【没有动情】——胡荽是情感系统的基油，其高达80%的醇类，"惊心动魄"地活化每个细胞，促进血液循环，温温和和地让你兴奋起来。香薰：胡荽2滴，4小时。

R11：+1分【动情】——胡荽2滴，罗勒2滴，香薰或涂抹耳朵反射区。

R11：+2分【痴情】——胡荽2滴，罗勒1滴，生姜2滴，香薰或涂抹耳朵反射区。

R11：+3分【恋情】——胡荽2滴，罗勒1滴，生姜1滴，提升活力复方2滴，香薰或涂抹耳朵反射区。

R11：-1分【记仇】——胡荽2滴，依兰依兰2滴，香薰或涂抹耳朵反射区。

R11：-2分【大仇】——胡荽2滴，依兰依兰1滴，安慰复方2滴，香薰或涂抹耳朵反射区。

R11：-3分【报仇】——胡荽2滴，依兰依兰1滴，安慰复方1滴，舒压复方 2 滴，香薰或涂抹耳朵反射区。

R12：爱

R12：0 分【不爱不恨】——玫瑰是情感系统的基油，其所含的 70% 的醇类、25% 的烯类，以及少许酯类，为人们带来了奇妙而充满激情的身心感受——兴奋中带着抚慰，安抚中又昂扬振奋，最美的是梦幻般醉人的香气。香薰：玫瑰 2 滴，4 小时。

R12：+1 分【自爱】——玫瑰 2 滴，迷迭香 2 滴，香薰或涂抹耳朵反射区。

R12：+2 分【钟爱】——玫瑰 2 滴，迷迭香 1 滴，薄荷 2 滴，香薰或涂抹耳朵反射区。

R12：+3 分【大爱】——玫瑰 2 滴，迷迭香 1 滴，薄荷 1 滴，平静复方 2 滴，香薰或涂抹耳朵反射区。

R12：−1 分【记恨】——玫瑰 2 滴，永久花 2 滴，香薰或涂抹耳朵反射区。

R12：−2 分【怨恨】——玫瑰 2 滴，永久花 1 滴，橙花 2 滴，香薰或涂抹耳朵反射区。

R12：−3 分【仇恨】——玫瑰 2 滴，永久花 1 滴，橙花 1 滴，宽恕复方 2 滴，香薰或涂抹耳朵反射区。

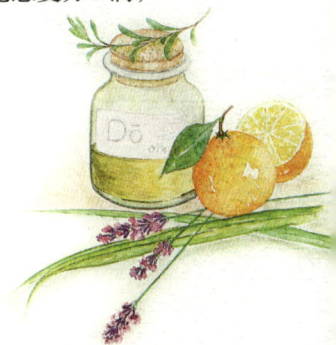

三、R1 ～ R12 的分数解析

以下内容区分成四个模块，一步步为您揭开这 12 个 R 的 84 个秘密，以及 84 种用油的心理指标。这 12 个 R 的 84 种自体与客体关系，解析各自精致、深邃、曲折、如梦似幻的心理历程。

（一）R1、R2、R3、R4 的分数解析

R1、R2、R3、R4 都是"相对性领域"，R1 领域 >R2 领域 >R3 领域 >R4 领域。每个领域中的三种数值：正分、0 分和负分，又切割出三个不同的领域。

▼ ▼ ▼ ▼ ▼

1.R1：感觉

（1）正分：+1 ～ +3：有感觉且感觉不错，感觉良好，感觉非常棒。

0 分：没有感觉。

负分：−1 ～ −3：有感觉但感觉不好，感觉糟糕，感觉非常恶劣。

（2）R1：0 分：这是最可怕的空间领域，任何 S（刺激物）、O（个体自身）、R（反应性行为），进入 R1：0 分领域时，个体对这

三个对象都失去了觉察的能力。可能存有这些 S 或 O 或 R，但全部没有感觉，没有感觉就"不存在"。更可怕的是，既然不存在，怎可能有事或人来保证"存有"呢？R1：0 分，不仅没有感觉，更进入"无"的领域，从"不在"进入"没有"。R1 只要没有，R2 ~ R12 就全部都是"假的"。例如："我知道你爱我，我也爱你，可是我一点感觉都没有。"可怕吧！

（3）R1：正分，R1：+1 ~ +3 分，是每个人各自私有的天堂领域。相同的刺激物，却可以出现不同的反应分数。每个人的感觉领域都拥有绝对的自由性，但只要有感觉，整个人就立刻泾渭分明地进入以下三个相对性的领域，+1、+2、+3 分是三个天堂领域空间。

A.R1：+1 分：有感觉且感觉不错。任何标的物（S、O、R）只要得到 R1：+1 分，就立刻从"无"变成"有"，且从"存有"变成"存在"。R1：+1 分是"诞生"，是人类生活的每一寸领土的"开始"，而且是好的开始。俗话说"一顺万顺""一好万好"，R1：+1 分是人类的第一个天堂，也是门槛最低的天堂——"创世天堂领域空间"。

我们应该有意识地去"感觉"这个世界上一切的人、情、事、理、物、境，并且在毫无所知的、排除知识与知性的影响下，努力地、自然地、经常地、大量地感觉良好。每天想到的、听到的、看到的、碰到的、得到的……都打了 R1：+1 分。这会让一个人的"创世天堂"越来越大，并开启一切 R2 ~ R12 的可能性。

如何开启与扩大自己的"创世天堂"，是一项非常重要的工程。但是如何让别人对我有感觉，且感觉不错，甚至感觉良好或非常棒，更是一项重大的工程。经营"感觉"与"被感觉"，是生命与人际关系的初始与结束。

B.R1：+2分：感觉良好，是人类第二个天堂。"良"是指没有缺点，"良好"是指好到没有缺点。R1：+2分是"满意"，是人类生活的每一寸领土的"幸福天堂领域"。只要置身于R1：+2分的领域中，就成为这个个体（自体）享受的对象。因为R1：+1分的领域空间大于R1：+2分的领域空间，所以每个人除了主动大幅扩充R1：+1分之外，还必须努力把第一个天堂里的S、O、R提取到第二个天堂里。

主动到R1：+1分的天堂中寻找"感觉良好"的人、情、事、理、物、境，搬到R1：+2分的天堂中。主动地扩建、发展与享受天堂，是人类非常重要的价值工程。满意的东西越来越多，满意度越高，生活就会酿造出一种感觉叫作"幸福"。不是享受快乐，而是享受满意。对自己的满意度，对世界的满意度，让生活淬炼出一种深度叫作"生命"。

如何让别人、众人满意你，感觉你不错甚至对你感觉良好，而让你进入他的R1：+2分享受幸福天堂呢？没有机会经常共处或共事的人或境，如何在众人之中被感觉良好呢？如何在低度沟通的条件下，令人感觉良好呢？如何进入更多人的幸福天堂呢？这一切不能依靠自然，而是必须凭借努力，努力帮更多人打出R1：+2分。

C.R1：+3分，感觉非常棒，是人类的第三个天堂，这是每个人私有的"极乐天堂"。任何人都可以不经过他人同意或认证，就把某些S、O、R投入到这个天堂中，然后肆无忌惮地"享受"这个极乐天堂，甚至不愿"醒来"。不惜支付任何成本或者承担任何代价，都坚持要留在极乐天堂的这种奇妙的感觉中。极乐天堂里面的东西越多，日子越欢乐无比。但是酒瘾、烟瘾、毒瘾、网瘾等各种瘾头的来源，却也属于R3：+3分的第三天堂领域空间。

极乐天堂是私有的，你说有就有，说没有就没有。可有人把门槛定得老高，极乐天堂里冷冷清清，甚至连幸福天堂都一清二白。父母、配偶、子女、至爱、至友等，似乎都应该放入这一天堂中，却不一定。为什么放不进来呢？全力扩充与丰富R1：+3分极乐天堂，是人世间最快乐的美事。如何把更多的东西都装入R1：+3分极乐天堂呢？如何把自己装入他人的极乐天堂呢？这真的需要一辈子努力，去帮助更多的人打出R1：+3分吧！

（4）R1：负分，R1：–1 ～ –3分，是每个人各自私有的三个地狱。

A.R1：–1分，有感觉但感觉不好，这是一切噩梦的开始。任何人、情、事、理、物、境的S、O、R，只要落入这个私有的第一个心灵"毁灭地狱"，就立刻被贴上一张可怕的标签——印象不好。于是，就在还不知道、不了解的前提下，直接产生–R4不认同、–R5不接受、–R6不肯定与–R7不赞美的4种–R。

R1：–1分会让人去拒绝，并回避彼此间进一步的接触。这种回避行为，令R2 ～ R12的一切可能性都化为乌有。如果发生在有人不知道、不了解你的状况下，请千万别辩解或抗争，因为这个事实证明了一个可怕的问题——你并不知道自己有什么不妥当，而让别人对你感觉不好。打了R1：+1分，开启"创世天堂"，一切都生机盎然，充满可能性。打了R1：–1分，开启"毁灭地狱"，一切都乌烟瘴气，全部可能性还没展开，仅一刹那不好的感觉，就全部胎死腹中。

B.R1：–2 分，感觉糟糕（很差），这是每个人私有的第二个地狱——"糟蹋地狱"。感觉好坏，竟然和知不知道或了不了解，没有一定的关系，很可能远远看你两眼，就把你丢到了第一个地狱，再靠近你听你说几句话，就把人扯到第二个地狱。但是，被丢入第一个地狱，还可以喊冤或不予理会。被丢入第二个地狱，就不可以喊冤，也不可以不理会了。因为对方感觉你很糟糕，可能你已触犯了对方的禁忌，或他已放弃对你的期待。你可以不去理会给你打 R1：–1 分的人，因为你可能错过一个有缘的人（R1：0 分真是无缘），以及极端情绪化的自己。如果你不去理会给你打 R1：–2 分的人，那么你错过的不是一个误会你或对你有偏见的人，而是一个令人讨厌却不自知的自己。

进入了"糟蹋地狱"只有一种感觉——糟糕，感觉糟糕就是感觉不好并且感觉太差，就是"不满意"。一个人对自己的不满意，或对世界的不满意，代表的不止是自己或世界不好，而是自己和世界付出努力后仍然不好。这时候，你还能呼吸么？

人类私有的第一地狱叫作"毁灭地狱"，第二个地狱叫作"糟蹋地狱"。我们把别人和自己抓进来糟蹋，对自己感觉很差或很糟糕，就失去自信，甚至自卑、轻视自己，不敢奢望未来。把身边的人、情、事、理、物、境抓进第二个地狱，私藏起来不让人知道，在没人知觉的情况下，偷偷地看不起这一切，鄙视这一切，咒骂这一切，拒绝、回避这一切。对自己以外的整个世界，都用糟糕的眼神来看待，这不仅让自身没有立足之处，更无喘息之所。

C.R1：–3 分，感觉非常恶劣，这是第三个地狱——"修罗地狱"。你把谁放在第一个或第二个地狱时，你不会轻易表达给对方。但是放入第三个地狱时，你不但会说给别人听，还会表达，让

对方知道、听到、看到。更可怕的是，R1：–3 分同时也决定了
R2 ~ R12 都是零分或负分。

R1：–3 分，是一个私人的半开放性的地狱，把自己丢进去，然
后感觉非常恶劣，接下来就只有除之而后快。丢进去的东西越多，
这个修罗地狱越大。遮天盖地的修罗地狱令人无法呼吸，顿然出
现生不如死的感觉。感觉非常恶劣时，伴随的就是无能为力、无
可奈何、束手无策、不知所措……，口中会暴喝出一句"我怎么
办？""我会受不了！"严重时还会出现焦虑反应。这本身就是
一个创伤，这个创伤将引爆其他与相对人"关系"的创伤，进而
引爆相对人个体内的创伤。

R1：–3 分，是个循环的创伤风暴，风暴来袭时总会认定自己是
受害者（对方是加害者）。不反击（报复）就会生怨气，一反
击则会出怒气。不管别人给我打 R1：–3 分，还是我给别人打
R1：–3 分，都宣示双方同时开启第三个地狱并互相囚禁。所以，
只要发现此等事情，务必找人聊聊并且要求自己退回到第二个地
狱。

第三个地狱豢养着一个伤人又伤己的恶魔，这个恶魔的前身是一
个"未知的自己"，这个未知的自己来自一连串的"误会"。去
解开一个个误会，就可以封印第一个地狱——毁灭地狱；去认识、
接受与调适未知的自己，就可以封印第二个地狱——糟蹋地狱；
尽全力去封印双方的恶魔才能封印第三个地狱——修罗地狱。

▼ ▼ ▼ ▼ ▼

2.R2：知道

（1）正分：+1 ~ +3：大概知道（一些），大部分知道，全部都知道。

0分：无所谓知不知道。

负分：−1 ~ −3：不想知道，不知道，不该知道。

（2）R2：0分

R2：0分是一个"去知"甚至"去智"的"反智领域空间"。似乎"不在乎知道"就切断了 R3 ~ R12 的后续发展，"不在乎不知道"又再次切断了 R3 ~ R12 的后续发展。可是从 R5 ~ R7、R8 ~ R9 与 R10 ~ R12 倒过来看的时候，R2：0分却开启了 8 个绝对的领域。不管我知不知道你，都接受你、肯定你、赞美你，都支持你、信任你。天啊！好美呀！不管我知不知道你，都喜欢你、动情于你、爱你。这不止是美，这还是好，这是合而为一的好美或美好。

乍看 R2：0分真的是无情与无智，可能连 R1、R3、R4 都毁了。既然不在乎知不知道，当然也不在乎有没有感觉；不在乎了不了解，更不在乎认不认同。天啊！这是反知与反智。可当引发 R5 ~ R12 正分时，却变成了人间最美的艳遇。问题是如何产生了人间逆反的正分呢？这不就是一见钟情的最佳写照吗？

其实，生命的智慧中有一条反知、反智的河流。只要 R1：正分，R2、R3、R4 都可以是 0 分，然后 R7 ~ R12 都是正分。真的是放肆又放纵，可大多数人有时会很期待拥有这种情绪。真爱来自知道、了解与认同吗？这令人想哭、想嘶吼。因为，到头来毁掉 R9 ~ R12 的不都是因为 R2 知道了什么或不知道了什么吗？ R2：

0 分，带来的是 R3：0 分与 R4：0 分，在没有 R2、R3、R4 的状况下，人与自己的关系、与他人的关系会怎样？没有了对错之后，到底有无真假呢？

（3）R2：正分

A.R2：+1 分，大概知道一些，这是一个模糊不清的混沌领域。这个空间里的东西不一定是这样或那样，不一定真或假，不一定对或错，不一定好或坏，不一定苦或乐，不一定善或恶，不一定输或赢，不一定值得或不值得，不一定美或丑，不一定该或不该，不一定想或不想，不一定喜欢或不喜欢，不一定爱或恨。这个领域空间的名称叫作"混沌领域空间"。任何东西被打上 R2：+1 分之后，就出现无限好的可能性，以及无限坏的可能性，并且变成"不定性"的存在。打了分数就从"存有"变成"存在"，打了分数后，"存在"就有了定性，但 R2：+1 分却是"不定性的存在"。荒谬的是，之所以如此不是因为被打分的对象，而是因为打分的人——只是大概知道一些。

R2：+1 分，有什么用处呢？如果是正向的信息，只是大概知道，并不足以验证其为真。如果是负向信息，只是大概知道，并不足以验证其为伪，从而掉入一个对都不一定对，错都不一定错的领域空间之中。"这件事我大概知道，太可恶了！"这样的句子，就很可怕。大概知道不如不知道，生活中最可怕的就是把大概知道当成全部知道。这种状态叫作鲁莽或莽撞，糊涂或乱七八糟。

R2：+1 分，也可以成为美德。当别人向你打听某人、情、事、物、境时，你只要说一句"我大概知道"，那个所说的对象就被你"超生"了，从"没有"变成了"存有"。当人家又问：这个好不好呀？你回答好或不好，都是在造孽或者造业。如果你回答"我只是大概知道，说不上好不好，都有可能吧！"你就造福田了，存有就变成了存在，一个不确定性的存在。R2：+1分这个"混沌领域空间"，伤害或成就自己，真的只在方寸之间且因人而异。

B.R2：+2分，大部分知道——"八卦领域空间"。这是一种高相关、高可能性——八成是什么或不是什么。在没有证据、没有验证的条件下，就做出判断，并自认为这种揣测有八成的可能性。高相关、高可能性是"蒙"上的，也可能是冤上的。所以，自己给别人打了R2：+2分，千万要当成失误，不要在那里说东道西。别人若给自己打了R2：+2分，也千万别当真和计较。R2：+2分是普世常见的现象，知之而不言、不行，不当回事即可。这个空间也叫"八卦领域"，人世间所有的八卦和大大小小的误会都储存在这里。只要念叨这两句话，你就可以把任何人放进来："这个人，八成是……"；把任何事放进来："这件事呀，可能是……"你想称赞一个人，用R2：+2分最好。你想陷害一个人，用R2：+2分也最好，好八卦或坏八卦，随您心意。所以，当别人八卦了你，你不必介意。而当别人正在八卦某人时，你别掺和进去就好。

R2：+1分是鲁莽，R2：+2分是故意胡说，是欺骗与说谎。用"八成知道"来判定目标物的是非、真假、对错，以及好坏、美丑、成败、有无、苦乐或值不值得，是给自己留了退路——两成不知道，却强烈暗示八九不离十就是如此。喜欢此道的人总是乐此不疲，直到被别人打了R2：+2分，也被"八卦"后才会觉醒。但觉醒了又如何，已经造成了大量口业伤人。不觉醒又如何，"我可以八卦别人，别人不可以八卦我"，这就是冥顽不灵之人。

R2：+2分，是"八卦领域空间"，大都为恶，却也可为善，用好八卦来扬人之善于成人之美，提供自己的八成知道来作保证。这样的人，建立了一个好八卦领域空间。装进去的人、情、事、理、物、境越多，得到的好评与喜爱越多，也给自己和大家造就了一个"八卦天堂"。反之，说坏八卦的人，给自己和身边的人造就了一个"八卦地狱"。谁认识他，谁理会他，谁就倒霉。当然，也有人两手开工，同时开启了八卦天堂与八卦地狱，用来奖赏与惩罚身边的人。可怕吧？混世魔王是也！

C.R2：+3 分，全部都知道。这是一个盖棺定论的绝对性领域。这个空间里的东西都被下了判决，R2：+3 分就是"我认定"，因为我认为"我全部都知道"，所以我知道"真相"，这个真相被放上"我的价值观""我的对错规矩"之后，得到的就是"真相与真理"，最后的结论与判决就是"我认定"。我可以认定这人、这情、这事、这理、这物、这境是好的、好得不得了，是对的、对得不得了。也可以认定是坏的、坏得不得了，是错的、错得不得了。其实这种判决是个天大的误会，因为知道不一定了解、不一定懂。知道是知其然，了解是知其所以然。知道是知道现象，了解是了解本质。现象是 A，就不会是非 A，但现象 A 的本质却可能是非 A。R2：+3 分，代表一个人处于自满、自以为是的"武断领域空间"。

R2：+3 分之后的判断，都必须"存而不论"，必须要求自己谦抑，要求自己放下，要求自己不要武断。因为处于 R2：+3 分状态时，是一个人最容易犯错，且犯错不改的时候。正向判断、负向判断、不做判断、心中自有判断而不表现出来，这是四种操作程序。反过来思考，是对四种不同表现状态，用自己的"完全知道"或"自以为是"来给予"保证"。如果后头接上的是正向判断，那么这个人是多么仗义呀！如果后头接上的是负面判断，那么这个人有啥深仇大恨呀！如果后头接上的是不做判断，那么这个人是多么谦抑呀！如果不说出来，那么这个人是多么智慧呀！

R2：+1分是混沌领域空间，R2：+2分是八卦领域空间，R2：+3分是武断领域空间。这三个领域空间令人心惊肉跳，可以好，也可以不好，而且不好的可能性更大。所以，必须学而知之，知而习之，习而不怠，习以为常，常以为规，规以为矩，才可能在知道的三个领域空间中获得智慧。

（4）R2：负分

A. R2：−1分，不想知道，只是一个反知与反智的"超越性领域"。如果R2：−1分，然后把R3～R12都切掉、停止、终止，那么R2：−1分叫作任性。如此这般任性的人，把自己封锁在R1里，很感性，毫无知性，全无理性可言。如果R2：−1分，却在这基础上继续发展出R3～R12，那么这叫作智慧还是无知呢？不想知道，是愚蠢还是智慧呢？是一开始就不想知道，还是回过头来不想知道呢？R2：−1分，似乎不是拒绝知道，而是不必知道，无需知道，这其中好像藏入了一个东西叫作信任，又有一种东西叫作情感。日常生活中，只要出现（R2：−1分）+（R3～R12：正分），总令人艳羡不已。

R2：−1分，为"任性领域空间"。任性好不好？喜欢任性吗？能够任性很好吗？任性很不好吗？秘密揭晓如下：R2：−1分，接上R5～R12正分，就是活脱脱令人艳羡的天堂。R2：−1分，接上R5～R12负分，就是令人气结的任性地狱。R2：−1分，接上R5～R12零分，就是个自断生路的傻瓜，因为进入了一个"白痴领域空间"。

B.R2：–2 分，不知道。这是一个按钮，一个停止键。"不知道""我什么都不知道"，这是一个"冻结领域空间"。进入这个空间后，R3 ~ R12 后续旅程全部都停止了，包括走过的 R1 也消失了，甚至连 R2 也同步消失了。原有的一切、现有的一切，以及可能有的一切，都消失或停止或冻结在这里。R2：–2 分，不知道。从小到大，只要说"不知道"，就可以推责诿过。当你连着说"不知道不知道不知道"，从早到晚都说"不知道"的时候，就是在要脾气，或为了拒绝而拒绝，甚至为了停止彼此间的交流或关系说"不知道"，是为了告诉对方"和我没关系"。

R2：–2 分，不知道，这一切和我一毛钱关系也没有。R2：–2 分是一种宣告，宣告以前归以前，从打分这一刻起，已经和我没关系了。R2：–2 分的前置系列，包括正向事件和负向事件两种。正向事件（或好人）或重要事件之后，加上 R2：–2 分：我不知道。显然出现酸葡萄心理、嫉妒心、仇视心态、抹黑行为，或持有轻视、否认、拒绝、回避、贬斥、逃避、不负责的态度。负向事件（或坏人）之后，加上 R2：–2 分：我不知道。显然是划清界限、断绝关系、与我无关、关我什么事、别扯上我的宣告。

经常说"我不知道"的人，努力地在切断自己和这个世界的关联，切断一切关系，切断一切责任。之后，他就可以去规避"想做却不能做"的事，以及"不想做却非做不可"的事。"我不知道"的深层意思是走开，别来烦我。

C.R2：–3 分，不该知道，这叫作"后悔领域空间"。这是一个企图重新洗牌的中转站，是一个暂存档，是一个准备转移的临时的跳跃性领域。R2：–3 分一旦出现，任何东西只要被放入这个领域空间，不是要停止或改变前序 R1 的正负值与零值，就是要停止或改变后序 R3 ～ R12 的正负值与零值。但是，一定要停止或改变吗？只能说"或有其可能性"。其实，停止或不停止不重要，改变或不改变也不重要。重要的是后悔——后悔之前的 R1 的分数，更后悔之后 R3 ～ R12 的分数。

大家都说没有后悔药可吃，可是后悔不是可不可以或该不该的问题，而是想不想、敢不敢和是否已经后悔的问题。后悔是一种需要，而不是有没有用。R2：–3 分，一句"我不该知道"，启动了"编辑程序"，企图变更前序 R1 与后序 R3 ～ R12 的分数。能否重新修改是一回事，重点是宣告了 R1 与 R3 ～ R12 的分数，我不满意、不承认，我想重来、重改。后悔得越多，对自己越不满意。对于后悔，最重要的是表达对自己、对一切的不满意，甚至是不满——把自己当成受害者，把对方或环境当成加害者。

后悔，最重要的是心理历程与心理状态。不满意，想改，甚至想重来，但是想了就可以，一直想就很对得起自己，不一定要去做或做到什么地步。后悔之心与其说是一颗心，不如说是一种心思或一股心意，只要这股心意一直环绕耳际，就可以继续这样活下去，因为他早已公示于天下——对于以前与现在的一切，他后悔了。

▼ ▼ ▼ ▼ ▼

3.R3：了解

（1）正分：+1 ～ +3：有点了解，很了解，非常了解。

0 分：了解或不了解都一样。

负分：–1 ～ –3：不想了解，不了解，不该了解。

（2）R3：0 分

R3：0 分是一个"够了领域空间"，意思是：现在这样就好。不只是知其然不必再知其所以然了，而是知其然所引发的 R1 ～ R12已经可以了（够了），不必再知其所以然来继续加分或者减分，不必再尝试继续发展或停止改变已发展的现况。

R3：0 分的前面，不是 R2：-2 分不知道，也不是 R2：-3 分不该知道，而是 R2：正分。在大概知道、大部分知道与全部都知道的前提下，也不论 R5 ～ R12 可能或已经发展到什么地步。不是宣告终止关系，也不是后悔，而是够了、可以了、这样子已经满足了。以前没什么不好，现在就保持这样的关系，并没有切断关系。不管以后可能还会更好、会有多好，现在都不必继续支付成本，以后就顺其自然，能怎样就怎样，不能怎样就不必怎样了。

在 R2：正分的前提下，接着打了 R3：0 分，真的是一种人生的智慧——不祈不求。能够阻挡住打了 R3：正分的三重诱惑，能够制止打了 R3：负分的三重魔咒，这不是寻常人能做得到的。一般人打出 R3：正负分时，就会先回头把 R2：正分改成负分或 0 分。可这种人不会这么做，R3：0 分就是 R3：0 分，堪称神人啊！

（3）R3：正分

A.R3：+1 分，有点了解，这是一个认证，一个引导性领域。任何东西放入这个"异变领域空间"，就表示即将发生改变。"有点了解"已经超越了"全部知道"。打了这个分数就意味着即将动手修改分数。知道是指知道"是什么"，了解是指了解"为什么"。了解了丁点的"为什么"，就可以不被"是什么"所捆绑，而在某些地方有所改变，并且引导后续发展来改变分数。

R3：+1 分，开启异变之旅，说了"有点了解"，说明心中已经有某些定见。不说是否符合 R2：正分知道的内容，却已经宣告行动即将开始。"冒险"之旅，就是从 R3：+1 分开始的。超越了知见（R2：正负或零分），用心中认定的一点了解，做了一个抉择，这个抉择不一定满足每一个"知道"，却宣告了异变与行动的开始。为了证明"有点了解"所做的判断，为了验证这判断的对错，当事人对于"完全了解"的强烈期盼，将诱导当事人展开深度了解的冒险之旅。

让一个人"知道"多少信息量是无所谓的，让一个人觉得"有一些了解"，却比让对方完全知道更具诱惑力。R3：+1 分，就像一个人吞进了一颗"神种"，其内心的"真理之树"开始萌芽。从有点了解→很了解→非常了解，出现一种致命的吸引力，必须全力以赴冲到尽头。对于好玩的事，并不是为了"非常了解"，而是为了验证，验证自己在有点了解时的预言判断，必须冲到 R3：+2 分才能证明。为了验证自己 R3：+2 分的预言和判断，必须去"否证"R3：负分，或进入 R4 才能证明。人类感性与知性的萌芽与发展，通过 R3：+1 分开启的冒险之旅来体现，而这段旅程所成就的，便是铸造了人类的理性。

B.R3：+2 分，很了解，这是一个"启动键"，而且是在启动一个已操作中的程序。这个肯定性的领域，宣告了"目前的进展是必然的，因为我很了解"，也正在告知"目前改变中的分数是正确的，因为我很了解"。因为我很了解，我们都很了解，大家都很了解，所以怎样……是对的，意思是不必质疑、不必讨论、不必说了。

R3：+2 分，我很了解，这是一个"当下即是领域空间"。我很了解"当下即是"，这就是 R3：+3 分，当下的一切不管是非真假对错，不计成败输赢，不论满不满意、后不后悔、喜不喜欢，统统都"是"，统统都是毋庸置疑的，统统都是不可改变的——现状，甚至包括过去。

R3：+2分，我很了解，这是一种相对性的自信或傲气。打这个分数，要先称一下对方和自己的"斤两"。对方权力系统大于自己，说这话是要"付出代价"的。对方权力系统小于自己，说这话时威风凛凛。若对方比较爱我，不了解也可以说成很了解，随便说说不必当真，也可坚持当这个真。若我比较爱对方，说这话时会很慎重，不会轻易开口。

R3：+2分是告诉大家：我认为现在就是这样，不评论这样是对是错、是好是坏、是满意还是不满意，只是单纯地接受过去与现在，并没有要阻止未来。这和R3：0分"到此为止"，是截然不同的。R3：+2分，这种不加评论的接受是一种独特的智慧与品德。一般人就算接受，也会有些小打小闹的声音。但是这种智慧，是来自个人"自认"我很了解，重点是"自认"与"自信"，非关是否真的很了解。常使用这类句型的人，不是鲁莽之人就是智慧之士。

C.R3：+3分，非常了解，这是一个"指导性领域空间"。非常了解，变成一切的"因"，在这个领域空间里，任何东西的生杀大权都由我决定，不论正负分，都是"恰如其分"或是"我的恩赏"。因为"非常了解"，接下来的R4～R12不论打哪个分，无论打正负分，都振振有词且威风凛凛。不管你是否真的非常了解，只要你自认非常了解，或者宣称我非常了解，就可以手握"尚方宝剑"，任意砍杀。R3：+3分之后，不管加上的是R4～R12：±3分（例如R3：+3分+R12：–3分），任何人再无置喙之处。

R3：+3 分，做出"我非常了解"的承诺，来保证接下来发生的抉择与行为的正确性与必须性。R3：+2 分是接受过去与现在的状态，R3：+3 分是开启未来的方向与内容，"指导"从现在如何走向怎样的未来。这个指导性行为的背后，预设的保证是"我非常了解"。这个非常了解是当事人自己认定的，至于真的了解吗？深度了解吗？已经算是非常了解吗？是根本拿不出凭证的。因为无凭无证，所以是拿自己的资质、身份来做保证。不对，是拿别人对他的信任来做保证。

当你愿意为了谁或什么事打出 R3：+3 分时，代表这个人、这件事对你的重要性，代表你愿意为这人、这事支付最大的成本与代价。当别人为你打出 R3：+3 分时，你必须心怀感激与感恩，因为人家愿意为你这么做。你更要给自己点个"赞"，因为你值得那个人为你这么做。当别人在为他人、他事打出 R3：+3 分时，请你千万不要去求证当事人是否真的非常了解，以及他提出的未来规划或行动的正确性。真要评估起来，就算错了也无伤大雅，都是相关人可以承受的成本与代价，甚至是以后可以弥补的，那就千万不要正义地发出理性之声，只要默默欣赏这两人之间美好的火花，就足够了。

（4）R3：负分

A.R3：−1 分，不想了解，这是一个表达信任的超越性领域——"相信领域空间"。在 R2：+1 ~ +3 分之后，却加上了一个 R3：−1 分，这是宣告"知其然"就够了，不必再"知其所以然"。这其中有两种可能性：第一种是 R3 之后就得再发展 R4 ~ R12 了，那么这个 R3：−1 分是一个休止符，意思是到此为止，也不必改变 R1 ~ R3 了。第二种是如果在 R3：−1 分后，又容许 R4 ~ R12 的发展，那么这是一个神圣的领域，名字叫作相信。"相信领域"是每个人经常使用的空间，我们把人、情、事、理、物、境放置在此，操作大量的习惯行为来过自己的小日子。

因为信任，所以不想了解——真好。因为不信任，所以不想了解——也对。日常生活中，我们大量操作以上两种模式。前者是 A 模式，后者是 B 模式，就出现了四种人过的四种小日子。第一种是 A>B，第二种是 A=B，第三种是 A<B，第四种是 A>B 或 A<B。又因为是否信任他人不是来自相关知识的完备，而是来自情感的关联，也就是当事人目前在人情、友情、爱情、亲情这四种感情空间的成就和满意度。

第一种 A>B，分数差距越大，代表他活得越简单、越清净。但是这样的日子，是来自浓情厚爱的友情、爱情、亲情。第二种 A=B，日子过得一半一半，虽然都没再支付成本，但只信任一半是安适的，不信任的那一半是不安、不妥、不适应的。身边的人，一半有情，一半无情，这种日子难过呀！第三种 A<B，日子就不好过了。身边人相处时，大抵没有情感，彼此之间信任度也低，真是一天比一天难过呀！第四种 A>B 或 A<B，人际之间的信任度随时改变，人际间的情感也无法掌握，这些似有似无，变化万千的情感经验，令人不安、不妥、不适应。

除了上述综合性、习惯性模型，这四种情感空间也会发展各自的 AB 模型。每种 AB 模型各有不同的比例值，各有特定的相对人（群），大家都井水不犯河水。当然，有时候也会出现纯 A 无 B 型，也会偶尔短暂出现纯 B 无 A 型，这种典型的纯 A 或纯 B 现象，若不分对象的惯性出现，这个人就有人格障碍的疑虑。

比较恼火的是，别人给我打了 R3：−1 分，我该怎么办？以前我是很无奈的，现在可忙坏了。必须先判断两个人感情好不好，再判断对方相不相信我，然后判断对方用的是哪一种 AB 模型，他习惯用的、对同一族群用的，和对我用的有什么区别，最后再判断自己用哪种 AB 模型去回应对方，以及之后如何调适的问题。

B.R3：−2 分，不了解，这是一个"杀手领域空间"。R2：−2 分加上 R3：−2 分，不知道也不了解。真正的意思是——不知道，也不必了解，这叫雪上加霜或落井下石。R2：+2 分加上 R3：−2 分，知道但不了解，这下更惨了。R3：−2 分是用来否定 R2：正分，更是用来强化升级 R2：负分的。这个杀手领域空间，经常由一些比较"聪明"的人来操作。脑子"直"一点的人，是打不出 R3：−2 分的：前序分数如果是 R2：正分，他不好意思再打出 R3：负分；前序分数如果是 R2：负分，他也不好意思再打出 R3：负分。聪明人是倒着来的，打 R2 分数时已想好 R3 的分数，事先打好 R3：−2 分，再用 R2：正分或负分来作掩护。

R3：−2 分，不了解。不了解的语意，可延伸至上述不必了解，已经真的无法了解，以及无法了解时用尽全力仍无法了解，或是试一下就算了。不论是哪种，"不了解"三个字一说出，所有进行中的交流刹那间都停止了，以前所有的交流都变得没有意义、没有结果了。我不了解，代表不要和我说，不用和我讨论，代表不用问我，我不想交流，不要再说了。R3：−2 分，是一种立刻拒绝的方式，没有直接否定攻击对方，只是轻巧地闪躲、回避与拒绝。聪明的人会善用 R3：−2 分，而避免和他人发生冲突。

如果有人给你打了 R3：−2 分，请务必理解对方的心意，务必戛然而止，并快速转移话题。千万不要再解释给对方听，且硬要解释到对方听懂为止。如果你对别人打了 R3：-2 分，谢谢你的温柔，但请再多给对方一些耐心，因为对方可能不懂你的暗示。如果你 R3：-2 分的领域空间很大，装进了许多人、许多情、许多事、许多理、许多物，许多境，那就必须得找个好朋友谈一谈了，或许有些心事、心声必须处理了。

C.R3：-3 分，不该了解，这是一个"爆破领域空间"。这是一种直接"打脸"的做法，不但否定当前的人、情、事、理、物、境的"果"，还否定了以前所有人、情、事、理、物、境的"因"——投入的成本。不仅是否定，而且是直接爆破过去的因与现在的果，彻底破坏这因果关联的价值，直接指责这个因果是错的。不该，就是错。不该，不只是错，更是深深的后悔，并且比 R2：-3 分的后悔还要强烈——极度严重、不可饶恕的后悔，后悔不该用心用力去了解。R3：-3 分，不是后悔，而是忏悔。

如果有人对你打了 R3：-3 分，你必须理解，这和 R2：负分是截然不同的。R2：-3 分是后悔，是面对这个无法面对又无法回避的结果，所产生的悔不当初的念头。他后悔了，是他一个人自说自话，他只是告诉你：我不喜欢这个结果，可是我无法逃避，所以我生我自己的气，我悔不当初。R3：-3 分是忏悔，是我必须为这因果负责，我必须再支付一些"代价"，我才能心安，才能原谅自己，才能得到他人的原谅。

有人给你打 R3：-3 分，是想让你忏悔，你千万别说"没关系"。他是在问你该支付什么代价？你务必直接告知对方——希望他支付怎样的代价。他必须和你磋商出合情合理的代价，也只有支付了代价，他的心才会安适，否则会埋下一个心理创伤。如果是你给他人打了 R3：-3 分，说是"不该了解"，其实是在寻求忏悔。

如果对方不懂，请你直说。若直说还纠缠不清，就只好自定义支付什么代价了。

代价和成本一样，都必须选择（可复选）去支付以下七种成本或代价。第一种是心理成本或代价，第二种是行为成本或代价，第三种是经济（金钱）成本或代价，第四种是健康成本或代价，第五种是性关系成本或代价，第六种是时间成本或代价，第七种是生命成本或代价。把人、情、事、理、物、境放在这七种成本或七种代价的天平上来抉择，称之为心理经济学。R3：正分，宣示付出足够的成本。R3：–1分和–2分，宣示不再支付任何成本。R3：–3分，宣示必须另行支付代价。哪种成本与哪种代价的搭配，每个人都会发展出固定的"菜单"。菜单当然也会变，但个别人的"特点"并不会让菜单发生重大改变，除非通过有效的心理辅导或心理咨询来解决。

▼ ▼ ▼ ▼ ▼

4.R4：认同

（1）正分：+1 ~ +3：有点认同，完全认同，非常认同。

0分：无所谓认不认同。

负分：–1 ~ –3：不想认同，不认同，不该认同。

（2）R4：0分，无所谓认不认同，这是一个绝对性的"坚决领域空间"。意思是木已成舟，一切都已经无法改变——认同或不认同都改变不了什么。例如："不管你认不认同，这件事都不可以做""不管我认不认同，你都会嫁给他"。前者是绝对的霸气，后者是绝对的奴气，强弱二般天地都在这R4：0分之中，这R4印证了R1 ~ R2的"现况"。

你、你们、他、他们，不管是否认同，我都会这么干。不管我或我们认不认同，你或你们都会（或不会）那样做。一方是坚决，另一方是无奈。R4：0分，被大量用于人、情、事、理、物、境之中。自己给他人打这个分数，要有几分本钱或者有靠山。被别人打了R4：0分，几乎都只能哑巴吃黄连——有口难言。不接受的话，就迎来双雄争霸战，谁打败谁，谁就可以霸气出山。

无所谓是否认同的另一个语意，并不是价值系统的破坏，而是价值系统的藐视。这种藐视，只是在为接下来要说要做的事保驾护航。所以，打了R4：0分，只是坚决地肯定自己接下来要说的话、要做的事的价值。打了R4：0分，然而没有后续事件与分数，意思是无所谓认不认同，这件事够不上我的价值感。如果后续继续做了某事并打了某分数，说明对方已经发脾气了，他在告诉你——这对我很重要。当对方强化了价值感时，千万别回应知不知道或了不了解，否则就牛头不对马嘴，导致无效沟通的痛苦了。

（3）正分

A.R4：+1分，有点认同，这是一个是非对错泾渭分明的"龙门领域空间"。有些想法、说法、做法，我同意是对的，是可以想、可以说、可以做的。R1：感觉，没有对错之分。R2：知道，也没对错之别。R3：了解，更和对错没有关系。到了R4，就进入崭新的境界了——（大）是（大）非、（小）对（小）错。

人一辈子的内在矛盾，都在于自己是对是错；一辈子的外在冲突，都在于谁对谁错。把R1、R2、R3当原因，来启动R5～R12的可能性，会觉得底气不足，而且还可能会弄错。可是站在R4的平台上，再去发展R5～R12的可能性，却令人底气十足，无所畏惧。任何人只要被置入R4的领域空间，就立刻黄袍加身，金光璀璨，前途不可限量。R4：+1 分，有点认同，开启的是 R5 ～ R12 的可能性。所以，R4：+1 分是一切善缘导向善行与善果的开始。

R4：+1 分，是"龙门领域空间"，这是一个洋溢着价值感的心灵福地。只要被装进这个领域，任何人、情、事、理、物、境，都会洋溢着金光璀璨的价值感。鱼跃龙门，代表从没有价值感开始赋能，开始扶摇直上。人与人之间最温柔的善意，就是打出 R4：+1 分。

B.R4：+2 分，完全认同，这是一个绝对正向的"拥抱领域空间"。完全认同,全部认同,统统认同,这是一个人对外界的人、情、事、理、物、境所做出的绝对正向评价。完全正确,全部都对,统统都在理,不管别人认不认同你的对错,我都认同你的对错。认同,不是我（你）的想法、说法、做法和你（我）相同，而是就算彼此不同，我也同意你可以有不一样的想法，而且我同意（认为）你的想法、说法、做法都是对的。R4：+2 分，完全认同，比 R4：+1 分开启了更强烈的 R5 ～ R12 正分的可能性，几乎是十拿九稳的正向可能性，为人际关系开启了光鲜亮丽的大道。

完全认同的"完全"二字，是不可能的任务。怎么可能完全呢？根本就是无论知不知道，全部打包一起认了。R4：+2 分，表面上在众人面前（完全知性地）表态完全认同，事实上是感性地向对方拥抱示好，并且从现在（now）指向未来（future），形成一个 +N → +F 的行为模型。

我们对别人演这出戏的时候，总是心知肚明。他人对我这么做时，自己也心中有数，偏偏别人在面前互相拥来抱去时，就会"知性"地举证，跳出来说不对、不可能、不是这样的。对此，我们要戒之、慎之。

C.R4：+3 分，非常认同，这是个超级正向的"同伙领域空间"。R4：+3 分代表的不只是对的、正确的，而是非常对、非常正确。

"全部对"和"非常对"有什么区别呢？在百分百正确的基础上，又强调了至臻完美的正确性、毫无瑕疵的正确性，这是对正确性的二次保证与再次认证。"我非常认同你"是指：我认同你，并且非常认同我对你的认同。非常认同的重点不在于认同的对象是什么，而在于"表态"或"站队"。我非常认同你，并不是说认同你的什么，而是表态——我和你是一边的，我们是同一伙的，尤其是"我是你那边的"！

"同伙领域空间"是认同的最高等级。不只是知性或感性的认同，更在于"我"宣示到"你"那边，成为"你们"的一员。是以你为中心的"你们"，而不是以我为中心的"我们"。这已经升级到尊敬，并释放出一个人的谦卑。R4：+3 分，是非常美丽的美德，务请万分珍重。

（4）负分

A.R4：-1 分，不想认同，这是隶属于自我的"去知领域空间"。不知道、不了解，所以不想认同，这似乎是合理的。若知道也了解，可以认同却不认同，这就十足的诡异。R4：-1 分表达的是不想站队，不想表态。不想认同，实际上是告诉对方与我无关。R4：-1 分是在表达非关是非、真假、对错，非关知不知道或了不了解，更非关该不该认同或可不可以认同，重点是我不想认同。这时候的个体已经抛弃了所有的角色、角色行为规范与角色功能，而单纯地展露自我的欲望与嫌恶。

什么时候会打出 R4：-1 分呢？别人要求你，期待于你，逼迫你表态的时候；逼迫你执行角色行为规范，且符合常规、常理，或相对角色行为期待的时候。对方会拿出全部的"知识"文件或证据，来证明你"该"认同。手脚无措的你，只剩这一张王牌推出你的自我——直白地说，这和该不该、能不能或可不可以认同无关，而是——不想认同。对方会说"怎能不想呢？对的就认同，错的就不必认同呀！"可是"自我"这张王牌就是专门等这种状况而来的，这时候，就比谁更坚持或更赖皮了！

B.R4：−2分，不认同。因为有感觉、知道、了解而不认同，这是隶属于角色的"铁面领域空间"。因为没感觉、不知道、不了解，所以不认同，这也是隶属于角色的知性领域。不认同并不会破坏自己的角色、角色行为规范与角色功能，而会破坏自己对相对角色的角色行为期待，尤其是角色功能的评价。至于双方的角色关系，却不一定出现正向或负向的影响。

"铁面领域空间"代表两个字：无情。不必讲情分或关系，不对就是不对，不行就是不行。一方大章上刻着三个大字——不认同。一旦打出R4：−2分，立刻飞沙走石，日月无光，每个人靠边站立，低头垂目不敢言语。不管前面多么有感觉，多么知道，多了解，全部否定，统统抹杀！

R4：−2分领域空间里装的东西越多，日子就越难过，最后会多到了无生趣，人世间再也找不到立足之地。万一被他人打了R4：−2分，几乎每个人都会垂头丧气，甚至勃然大怒。不是想去说清楚，跳出铁面领域空间，就是一拍桌子，把对方也打入自己的铁面领域空间，直接表态我不认同你，并且总是会收到相同的反应或反击——我也不认同你！在人际关系的共处或共事情境中，成熟的人不会贸然打出R4：−2分，就算位高权重，也很少会这样子捶打他人。打出这个分数的人，大多数是鲁莽的人，因为打了R4：−2分，就明摆着告诉对方——我权力比你大，而且我不喜欢你。

C.R4：–3 分，不该认同，这是隶属于自我与角色对话的"不该领域空间"。日常生活中总是会这样表达："不是我想不想认同，而是我不该认同""不管对或错，我都不该认同" "不管别人认不认同，我就是不该认同"。想不想认同是情绪与情感的感性因子作祟，该不该认同是知识与价值的知性因子牵引，能不能认同在于知性与感性因子是否平衡，是由理性因子控制的。该不该认同展现的是角色行为规范的实践。R4：–3 分，不该认同，是在绝对而强烈地捍卫角色与角色功能。

当自己的某个角色不能认同自己的某个其他角色时，R4：–3 分代表角色规范之间的冲突，以及角色排序（重要性）的冲突（第一种冲突）。当自己的角色不能认同自己的自我时，R4：–3 分代表角色与自我的冲突，且该不该、可不可以、行不行大于想不想、要不要、喜不喜欢（第二种冲突）。当自己的自我不认同自己的某个角色时，R4：–3 分代表自我与角色的冲突，且想不想、要不要、喜不喜欢大于该不该、可不可以、行不行（第三种冲突）。当自己的部分自我不认同某个其他部分的自我时，R4：–3 分代表又三种冲突，包括：欲望 A 与欲望 B 的冲突——双趋冲突（第四种冲突）；欲望 A 与嫌恶 C 的冲突——趋避冲突（第五种冲突）；嫌恶 C 与嫌恶 D 的冲突——双避冲突（第六种冲突）。以上六种冲突，是个体一生中最可怕的六种内在冲突。

相对的，当自己的某个角色不能认同他人的某个角色时，R4：–3分代表人际之间的角色冲突，这时最迫切的是换位思考；当自己的角色不认同他人的自我时，R4：–3 分代表用自己的"该不该"去冲击他人的"想不想"，套用"大帽子"去对他人进行人身攻击；当自我不认同他人的角色时，R4：–3 分代表用自己的喜不喜欢，去冲击他人的角色行为，叫作无理取闹，也叫任性；当自我不认同他人的自我时，R4：–3分代表两个人挥洒任性来相互攻击。以上四种人际冲突，是人与人之间最常出现的心理危机。

（二）R5、R6、R7 的分数解析

R5、R6、R7都是"绝对性领域"——接受、肯定与赞美，超越了R1、R2、R3、R4正负分的相对领域。R1、R2、R3、R4的正负值，和R5、R6、R7的正负值无关。R1、R2、R3、R4、R5、R6、R7是共性同质的七个线性发展的心理现象或心理历程。但是R5、R6、R7都可以和R1、R2、R3、R4矛盾对立，R5、R6、R7彼此之间也可以相互对立，这充分显示了人类心理现象（或心理历程）的特殊性与超越性。

▼ ▼ ▼ ▼ ▼

1.R5：接受

（1）正分：+1 ~ +3：不得不接受，该接受，心甘情愿接受。

0分：无所谓接不接受。

负分：–1 ~ –3：不想接受，绝不可能接受，不该接受。

（2）R5：0分

R5：0分，非关接不接受，这是一个"切割领域空间"，用来"切割"自己与标的物之间的关系，或是"切割"自己与他人、他情、他事、他理、他物、他境等标的物之间的关系。R1、R2、R3、R4的分数，代表的是自己与这个对象（身外之物）的关系——来自知识的关系。

但 R5 代表的是立场，正分代表同一国的、一体的，负分代表不同国的，甚至对立的。零分代表不管 R1、R2、R3、R4 的分数为几分，彼此都没关系。

R5：0 分一旦打出来，R1、R2、R3、R4 的分数全部都作废了，真的是太可怕了。R1、R2、R3 忙了半天，R4：0 分就全部抹杀了。R1、R2、R3、R4 忙了好几天，R5：0 分又全部抹杀了。云淡风轻的一句"没关系"，以前日子里一切恩怨情仇立刻全都烟消云散了。

对他人打出 R5：0 分，必须是思前想后，翻来覆去才咬紧牙根说出没关系的。只要被他人打了 R5：0 分，通常会面露惊讶之色，瞠目结舌，不敢置信，然后自问为什么。大抵都要折腾许久时日，才会脸色青白地接受 R5：0 分。

（3）R5：正分

R5：+1 ~ +3 分，是人类对这个世界（他人、他情、他事、他理、他物、他境）开启的天堂。接受，代表"八不"：不否定、不排斥、不回避、不拒绝、不埋怨、不生气、不破坏、不攻击。

A.R5：+1 分，不得不接受，这是个"苟且领域空间"。表示不想接受或不该接受，可是出现了奇特的理由，所以"不得不接受"。当成本由他人支付或可以轻松支付时，当代价可轻松承受或由他人承受时，当情感系统超越个人利害时，当权力系统凌驾于个人意志时，R5：+1 分就会出现。

不论原因为何，R5：+1 分只要出现就表了态：我和你或他已经变成"我们"，这叫作苟且，还有另一个词叫作"认怂"。从小到大仔细一盘点，你会惊讶地发现，每天都在打这个分数——R5：

+1 分。开始时总有一丝遗憾，带着遗憾共处或共事，也确实有些忐忑心情。久了，或许遗忘，或许终身不忘。

B.R5：+2 分，该接受，这是个"牵手领域空间"。在既有关系上、情感上、权力系统上、规矩上、礼貌上，尤其是"角色行为"上，必须是合情、合理、合法的才接受。只要是该接受的，就会有个"说法"。这个说法千奇百怪，只要符合当事人"我的情、我的理、我的法"即可。不过，该接受是可以挑战的，只要抬得出压倒性的他人、他情、他事、他理、他物、他境，这个私人的绝对性领域，会在相对的人加入后，变成相对性的领域，并可能发生改变。但是我"该接受"的说法，不一定适用于要求他人——你该接受或她该接受，或我们都该接受。

该接受——可以接受，结果就是接受。接受是不论 R1 ~ R4 是什么分数，都伸手把对方拉入我们的领域空间，成为以我为中心的"同一伙人"。不仅要遵循那"八不"，还要加入"四个正"：正向情绪、正向情感、正向行为、正向行为期待。"八不四正"才是接受。接受是指和而不同与不同而和，接受了，就可以共处和共事了。共处共事，就有机会同甘共苦共患难。接受了，就会放在同一个生活平台或心理平台，就可以交流情绪与情感。R5：+2 分，敞开 R6 ~ R12 的康庄大道，让未来拥有更大的希望与可能性，尤其是走到 R10、R11、R12 的机会。

C.R5：+3 分，心甘情愿地接受，开启一个非常绝对性的"甘愿领域空间"。这种心甘情愿可以来自自我的欲望与嫌恶，也可以来自角色的规范或相对角色行为期待（自己对别人，以及别人对自己）。总之，不论 R1、R2、R3、R4 是正负分还是零分，也不论该不该接受，我都心甘情愿地接受。R5：+3 分是最高等级的接受，因为附加了正向情绪与情感。不管是别人这样子接受我，还是我这样子接受别人，双方都会喜滋滋地产生正向情感与价值关联。

（4）R5：负分

R5：–1 ~ –3 分，让你、我、他不会发展成"我们"，也让"我们"分裂成你、我、他。不接受代表关系不可能建立，也代表既定关系的破坏。就算 R1、R2、R3、R4 都是正分，只要 R5 是负分，双方就立场殊异，分道扬镳。

A.R5：–1 分，不想接受，这是个相对的、可变性的"尊严领域空间"。因为 R1、R2、R3、R4、R5 是负分或零分，所以我打 R5：–1 分。也可以是：虽然 R1、R2、R3、R4 是正分，我就打 R5：–1 分。不想接受，不必有任何理由。你可以接受，我可以不想接受。就算该接受，我也可以不想接受。该不该接受都有了说法，想不想接受却不一定要有说法。刚才不想接受，现在可以接受。刚才接受了，现在可以突然不想接受。不想接受，是上天赐给每个人拒绝诱惑，以及脱离创伤的至宝。这个宝贝，让人类活得有尊严。

这种尊严建立在自我之上，建立于"任意或任性"之上，所以显得特别吊诡。可这种尊严是理性的，因为该不该接受都是知性判断，想不想接受是感性判断。当知性与感性平衡时称为理性，就是不应该的不想，想的才是应该的。可这 R5：–1 分，是该不该都不想，显然是非理性的。但这样的非理性，却凸显了人的尊严：感性大于知性。不管是对是错，当事人坚守主体性行为，让我们了解好人和坏人都会要求尊严，做对或做错事的人都有其尊严，结论是——尊严非关对错。

B.R5：–2 分，不该接受，这是一个私人打造的绝对性"困兽领域空间"，一个专门用来囚禁自己的牢笼。打死也不接受别人帮忙，用这个理由留在地狱。打死也不接受自己或别人的奖赏或馈赠，用这个理由不踏入天堂。第一层牢笼关的是"内在矛盾"，因为已经接受在前，现在却说不该接受，这是一个 N（现在）→ P（过去）：用现在重新定义过去，企图改变过去 P → N 的状态。

在心里念叨着不该接受，在第三方面前念叨着不该接受，在当事人面前念叨着不该接受，甚至在当事人面前出现不该接受的外显行为。从第二个行动开始，开启了第二层牢笼，这里面关的是困兽，困在人际冲突里的野兽。

C.R5：−3 分，决不接受，这是个绝对性的"自爆领域空间"。打这个分数时，无关接不接受、想不想接受、不得不接受或不接受。R5：−3 分是在宣示"主权"，这项主权捍卫的是生命的最后一丝尊严。

说出"决不接受"时，是不计任何成本与代价的，甚至出生入死在所不惜。任何人对你打出了 R5：−3 分时，绝对不能正面对抗，否则会引爆巨大的创伤事件。最后的策略是接受，即暂时接受对方的"决不接受"，然后施予缓兵之计，但求事缓则圆。

R5：−3 分是背水一战，而且宁死不屈。大部分人不会走到这一步，可是只要有一次经验，就会变成手上捏住的最大王牌——自爆。就如同割腕一般，一出事就割腕给自己和别人看。打 R5：−3 分会上瘾，打上 1 ~ 2 次就会惹上麻烦，平常日子里，总是忍不住就打出 R5：−3 分。虽然面对的是小事，或者面对的是支付不起成本或代价的事，都毫无所谓的随意亮剑——打出 R5：−3 分。

打出 R5：−3 分的人，好似给自己打了鸡血，兴奋、亢奋起来从而爆发出舍我其谁、睥睨天下的浩然气概。被打了 R5：−3 分的人，立刻觉得自己被人威胁，甚至发展到被他人以死相逼的程度。通常第一个反应就是冲突行为，第二个反应是攻击行为，这是非常不智与不妥的。恳请牢记，这叫作狗急跳墙、负隅顽抗、背水一战，甚至你死我活。面对这样激烈的行为模型，千万要闪避、回避或躲避，远避其锋而自保不受创伤，才是在那个当下的最佳策略。

（5）R5：接受或不接受的迷惑

接受区分为欣然接受、淡然接受与黯然接受三种。当R5：正分伴随正向情绪时，我们展现欣然接受的欢喜状态。当R5：0分伴随非情绪状态时，我们展现淡然接受的平和状态。当R5：负分伴随着负向情绪时，我们展现黯然接受的悲伤状态。这三种接受的表现状态，强化了一个事实——不管什么情绪、状态，我们都可以接受，有没有好心情、有没有好表情都无碍于我们去接受。

接受是一种绝对性、超越性的能力或品德。只要接受了，对方就安全了。只要不接受，对方就危险了。乍看下，接受或不接受的抉择在于我的意志、我的权力、我的利益。可刚才警觉地发现，对方竟然惊悚而束手无策地站在跷跷板的另一端，瞪着眼张着大嘴慌张地等待接受——无论我接不接受，对方都变成了砧板上的鱼。此时，装作接不接受，变得比接不接受还要重要。接受，是对自己好的利己行为。装作接受，是利他行为。不接受，是保护自己的行为。装作不接受，是保护他人的行为。

▼ ▼ ▼▼ ▼ ▼

2.R6：肯定

（1）正分：+1 ～ +3：部分肯定，肯定，绝对肯定。

0 分：无所谓肯不肯定。

负分：–1 ～ –3：不能肯定，否定，完全否定。

（2）R6：0 分

无所谓肯不肯定的意思，有没有价值不重要，更是指没有谈论价
值的必要。这架势，是直接把 R6 这一项给删了、否定了、去掉了。
没有了 R6 后，R1、R2、R3、R4、R5 是什么它就是什么。R6：0 分，
是个"关门领域空间"。表示没有翻盘的机会了，结束了，把人
赶出去，把门关起来。做完这个动作后，总有人会用背顶着门板
说："不要怪我"。也总有人会看着关起来的门说："对不起"。
也总有人直接向室内走去，边走边说："活该"。门外的那个人，
当然只好拿出 R6，自己打分给自己看。

（3）R6 正分

肯定对方的价值，不但肯定了 R1、R2、R3、R4、R5 正分的价值，
还肯定了 R1、R2、R3、R4、R5 零分的价值，更重要的是又肯
定了 R1、R2、R3、R4、R5 负分的价值。R5、R6、R7 都是翻盘
洗牌高手，R6 可以补救 R5，R7 可以补救 R5 和 R6。不论 R1、
R2、R3、R4 是正分、零分还是负分，也不管 R5 有没有分数，即
使 R1、R2、R3、R4、R5 都是负分或零分，只要 R6 是正分就能
化腐朽为神奇，立刻翻身上天堂。

A.R6：+1 分，部分肯定，这是一个绝对性的超越的"橄榄枝领域
空间"，充满了礼遇、包容、爱护、宽广的胸襟与仁厚的心意。

R6：+1 分是一种仁慈，因为在我们不足以肯定整体价值的状态下，愿意抽丝剥茧，愿意仔细拨开熄灭的炉火，愿意努力去抽出、拨出一丝一点星火，愿意在淤泥中扶起纯净白莲，把眼睛从被否定的整体，移到某个部分而给予肯定，肯定某些 R1、R2、R3、R4、R5 甚至 R6 负分、零分背后或底下的正向价值。伸手打出 R6：+1 分的人很了不起，那个收到 R6：+1 分的人呢？那个人心中的感动、感谢与感恩如泉如瀑，顿时觉得自己"还不错"，觉得自己还有救，自己没那么差，还可以再改一改试一试，再来一次，再活一遍。R6：+1 分是一个人在日常生活中可以伸出去的最美丽的橄榄枝。

B.R6：+2 分，肯定，这是一个绝对性的"勋章领域空间"，是一枚枚勋章。一个个肯定就是一次次授勋，许多人穷尽一生之力，只为了收集勋章。许多人不需要成就，能够得到的肯定就足以快慰生平。抚慰失败时，最好的灵药不是接受，而是肯定。劝告人家接受失败然后东山再起是没有用的，有效的方法是不接受失败却肯定失败的价值，这样才会激发奋起的动力与冲力。

得到肯定的时候，腰杆会挺直，眼睛发出光亮，挺起胸膛，耳边听见欢乐的鼓舞的音符，天空出现飘舞的彩带，然后嘴角上扬，心情那叫舒畅。每次被肯定，都乍现出一个点亮的天堂。有人常点亮天堂，从而得到一种珍贵的素质叫自信，自信来自相信——我有点亮天堂获得勋章的能力。有人点不亮天堂、收不到勋章、得不到肯定，他会相信自己没有那种能力，从而变成一个不自信的人。

许许多多的人不懂、不知道自己可以"授勋"给别人，点亮别人乍现光彩的天堂。许多人极少授勋给他人，或是从不授勋给他人。

许多人慎重而严谨，甚至苛刻地制定授勋的标准，并且预设：没有人有资格让我授勋给他。

授勋给别人、肯定别人这件事，以及这种能力，并不是用来实现自己的原则、规定、想法、做法或利益的，而是用来利益他人、帮助他人、实现他人、改变他人，祝福他人、期许他人、奖励他人的行为。经常授勋给他人的人，也可以经常授勋给自己。生活中可以给身边的每一个人抛出美丽的橄榄枝，还可以展开双臂去深深地拥抱自己。

C.R6：+3 分，绝对肯定，这是一个"你值得领域空间"。如果 R6：+2 分肯定是拥抱，那么 R6：+3 分就是抱紧，死死地抱住。抱住绝对肯定的对象，不管是人、情、事、理、物、境，紧紧抱住的都是对方这个人。抱多久呢？抱到对方有感觉了，说出"好""谢谢"之后就可以松手了。R6：+3 分不但是 R6：+2 分的加强版，更重要的是把焦点放在你好、你值得上面，而不是放置在授勋的自己身上。

（4）R6：负分

相对于 R5 正分，R6 正分绝对是锦上大把添加的鲜花。但相对于 R5 负分，R6 负分绝对是大块落井而下的巨石。相对于 R5 正分，R6 负分不仅是泼了一大盆冰水，更是一个冰封的领域，面对 R6：-1 分，你会瞬间僵硬不能动弹。面对 R6：-2 分，你会冰霜抹面，全身冰凉酷寒。面对 R6：-3 分，你整个人会冰冻霜结，生不如死。

A.R6：-1 分，不能肯定，没有否定也没有肯定，这是一个"冰封领域空间"。对你说出"不能肯定"这句话的人，是一个慈悲的好人。不能肯定的相反意思是"不能否定"，即不能否定你的价值，是承认"有一点"价值。不能否定是从 +1、+2……开始算起。不能肯定"有没有价值",是从 0 开始算起,虽然可能走向 −1,但保留了迈向 +1 的可能性。所以厚道的人不会给你打 R6：−2 分,而会把双方的颜面留在 R6：−1 分的冰封领域之中。这个领域中保留了一种礼貌,不尖锐地去冲撞一个人,也不让那个人有机会冲撞我。

B.R6：−2 分,否定,这是典型的一杆子打翻一船人,也叫作"酷寒领域空间"。不对当然要否定,但是对的也能否定价值。不接受当然可以否定,但是对已经接受的却也可以否定。不管你否定了什么,都是"当坏人",你不是"坏人",而是在"当坏人"。

R6：−1 分是"当好人",R6：−2 分是"当坏人"。为什么必须当坏人呢? 理由就有很多了：可来自自我的欲望与嫌恶,可来自角色行为规范,可来自相对角色的行为期待。"接受"非关对错与真假,而在于"赋予价值"。否定是否定其价值,否定是判决"没有价值",对的、错的、真的、假的都可以用接受来赋予价值,也可以用否定来破坏价值。所以,我们可以不必因任何理由而接受任何东西,也不必因任何理由而直接否定任何东西。R6：−2 分是一把"倚天剑",无人可与之争锋。

C.R6：−3 分,完全否定,这是一个"冻霜领域空间",没有一丁点价值,一点用处也没有。R6：−3 分不是用来否定情、事、理、物、境的,而是用来否定一巴掌拍死的那个人。R6：−3 分其实是一种"必杀术",是人身攻击技术,还是标准的"指桑骂槐"与"隔山打牛"神功。用这个招式的人,句句在理,却字字见血。R6：−3 分是一个代码,是一个信号——结束。当我们对任何人、情、事、理、物、境表达完全否定之时,就是在告诉对方停止或结束，亦即 GAME OVER。所以，获得任何人打出的 R6：–1 分时，是对方给你留了余地，宜赶快告谢而辞，千万别翻脸。给你打出 R6：–2 分时，请赶紧包扎血肉模糊的伤口，不恃强更不示弱，表达痛楚并悻然离去，另图他谋。收到 R6：–3 分时，请微笑着保持自尊，不悲不怒不解释不说明，直接告别转身而去。请死了这条心，不必再有任何图谋，因为打了 R6：–3 分，不但不给你面子，不仅砍你一刀，还不让你活。R6：–3 分，君子远之。

▼ ▼ ▼ ▼ ▼

3.R7：赞美

（1）正分：+1 ~ +3：衷心赞美，吉言赞美，激情赞美。

0 分：没什么可赞美或批评。

负分：–1 ~ –3：腹诽，恶言批评，斥骂诽谤。

赞是好，赞美是又好又美。对人、情、事、理、物、境给予又好又美的评价或反馈叫作赞美。"好"有三个语意成分，第一个是没有破损残缺，第二个是不会造成伤害，第三个是有利益有帮助。"好坏"这两个字和"对错"并非对立字句。对，可以不好；错，也可以错得好。对错是依据公论，好坏是依据私评。赞美是我个人主观、主体、独立自主的行为，非关他人是否了解、认同、肯定或支持。

R7 是表态，且是非常私人的 (private) 表态，是绝对的正向表态。

（2）R7：0 分

代表不表态，代表宣告双方关系未升级至"表私人态"（不顾众人看法）的阶段。

R7：0 分是一个"公务领域空间"，打了这个分数是告诉你
R1 ~ R6 的正分是公事公办得好，R1 ~ R6 的负分也是公事公办
得不好。一切只是依照公理或既定的标准来品评，一切都和我个
人好恶和人际关系无关。

（3）R7：正分

A.R7：+1 分，衷心赞美，这是一个私密的绝对性"好感领域空间"。
因为这 +1 分是放在心里的，是不说不让人知道的衷心赞美，所以
只有自己知道。R7：+1 分是对你有了好感，不管别人说这说那，
我就是对你有好感，觉得你好、很好，把你放在心上，还打了正分，
但是不让你或别人知道。R7：+1 分是一个私密空间，任何人、情、事、
理、物、境只要被放进来，就会变成一个个秘密，而且是味道甜
甜香香的秘密。这个空间里的"东西"越多，人就变得更丰富与
美满，自我感觉会越来越好，越满意自己越有自信。R7：+1 分的
打分次数越多，对象越多，R7：+1 分的赞美空间越庞大，个体自
我满意度就越高越有自信。R7：+1 分透露了一个美好的信息——
个体自信的建构来自赞美他人（情、事、理、物、境）的经验、
努力与成就。

B.R7：+2 分，吉言赞美，这是一个开放的"勇敢领域空间"，
开放 R7：+1 分的私密领域空间。这是一件既兴奋又害怕的事，
兴奋的是解开秘密，害怕的是对方不接受，以及第三方的批评。
必须克服揭秘的害羞，更必须克服对方和第三方的担心，尤其是
预设的不计代价承受对方和第三方所造成的代价。第一个代价是
对方不但不接受，还出现否定或回避性行为。第二个代价是第三
方（不知道有多少人）批评或诽谤的可能性。一个人在你面前或
公众场合口吐吉言说好话来赞美你，这是多么不容易的事呀。

听到他人吉言赞美时，说声谢谢只是基本礼貌，是告诉对方或大家——我值得也接受这个赞美，所以除了回答谢谢，应该再加上谢谢您！这后半句，是向赞美你的那个人致敬。三个致敬，向你支付的害羞成本致敬，又向你支付的两个代价而致敬。

吉言赞美不只是口惠，不只是说一句好话。接收到他人的吉言赞美时，应该体会对方是在向您与众人表态——不是说你多好，而是在向您示好。当下最好的反馈就是回礼（给对方一个打出 R7：+2 分甚至加码打出 R7：+3 分的机会），就算是假的也要"装"，千万不能打 R5：负分或者 R6：负分，甚至无礼地回报 R7：负分。打出 R7：+2 分不容易呀！R7：+2 分这个领域空间的名字叫作勇敢。培育勇敢这种能力与德行，最好的方法就是练习、习惯与喜好——吉言赞美。

C.R7：+3 分，激情赞美，这是一个诱惑性的"领导力领域空间"。不仅要吉言好话，还要激情荡漾。不只是向那人示好，还要公开向那人示好，更要邀请众人向那人示好。R7：+3 分是在鼓励身边的第三方，也向那人示好。是向众人（人越多越好，说几次也不厌倦）揭示那人的好处，用自己激情赞美的示好行为，诱惑更多人也看到、听到、触摸、感受到而引发衷心赞美、吉言赞美或激情赞美。收到 R7：+3 分时，应该回报予 R5 与 R6：正分，并且配合性向众人展露正向的特质，千万别打 R5 负分或 R6 负分，造成对方里外不是人而下不来台。练习或习惯或接受 R7：+3 分，对自己有什么好处呢？ R7：+3 分是一个"领导力空间"，身为家长或领导的人，以及想成为领导的人，务必努力练习打出 R7：+3 分的能力。R7：+3 分领导力空间越大，领导力就越强，而且有一个机密——想领导谁，就先把谁放入 R7：+3 分的空间。

（4）R7：负分

A.R7：-1分，腹诽。在心里默念对方的坏处，甚至咒骂对方，这是一个私密的"自虐领域空间"。这个空间里的人、情、事、理、物、境越多，停留在这个空间腹诽的时间与次数、种类越多，这个人对自己以外的世界（他人、他情、他事、他理、他物、他境）的满意度就越低。外界不好，很容易引发自己也不好，但这有什么用？外界不好也可能强化我很好，但这样的状态却不会带来自信，只能带来时不我予的烦恼。

因为被置入R7：-1分领域的人毫无所知，所以放入这个黯黑空间对他来说并无影响。黯黑空间的存在只对一个人造成伤害，那就是当事人自己。R7负分，就是自我伤害的三级空间。R7：-1分，是"自虐空间"，是专门用来自虐的。自虐空间里东西装得越多，这个空间就越高危，自我伤害的强度就更大。

B.R7：-2分，恶言批评，这是一个自我暴露或放弃的"自残领域空间"。一个人放弃自我之后，还恶形恶状、恶言恶语的把这样子的一个自己公之于众，就如同自残般，一句恶言一滴鲜血，流血的不是被批评的对方而是自己。自尊自重的人，不会允许自己出现这种状态。R7：-2分，表面上用语言暴力攻击他人，却不知这是把双刃剑，而且切割自己的这头更为锋利。对方只要看不起你，不把你当人看，当你是疯狗乱吠即可不受伤。但拔刀亮出恶言的你，却一定会受伤。受伤只是支付的成本之一，更可怕的是代价。第一个代价是养成愤怒或暴怒情绪的习惯化刺激反应模式，慢慢地，事情不分大小都可以轻易引爆R7：-2分。第二个代价是积习成瘾之后，越来越容易恣意地在任何地方、任何群众面前引爆R7：-2分，渐近尊严扫地，变成一个没有自尊心的人。第三个代价是遇到强人高手时，不敢发出恶言批评或被反击反噬而无力抵抗，届时自尊心扯下自信心，导致安全感荡然无存，于是攻击他人就转为攻击自己，语言攻击可能转为肉体攻击。

C.R7：–3分，斥骂诽谤，这是自我伤害的第三级黯黑空间。厉声厉色斥责叫骂，扭曲事实，无中生有地去诽谤对方，会造成对方重大创伤。对方恃强反击，你一定血肉模糊，惨不忍睹。对方恃强仁厚或羸弱不敢抗争，你就会走火入魔。当你痴迷恋眷成瘾，就开始气吞山河——天下无不可"骂"之人、情、事、理、物、境，天下无不可"毁"之人、情、事、理、物、境，于是扶摇直上变身"混世魔王"。

R7：–3分，成就一个人成为恶人，这是一个"恶人领域空间"。R7负分，从–1分到–3分是一个人的"成恶之路"。天下父母、师长必须睁开火眼金睛，只要发现孩子或学生走向成恶之路，就应及时启动心理咨询机制，一方面引导R7：–3分→ –2分→ –1分→ 0分，另一方面引导R7：0分→ +1分→ +2分→ +3分的生活体验与成就。在心理咨询策略上，抑恶扬善必须同步执行，单轨操作是没有效益的。

（三）R8、R9 的分数解析

R5、R6、R7三个绝对性领域空间之上，站立着两个相对性领域空间——支持与信任。试想，接受、肯定，在赞美之后一定会支持与信任吗？未必。R5、R6、R7为负分之后，R8、R9不可能是正分吗？当然未必。这两个转折，让人生真的耐人寻味。可能赢了，还可能会输了，也可能再赢回来。不是用绝对性领域来救援相对性领域吗，怎么攀上云端后，却是相对性领域来救援或摧毁绝对性领域呢？人性奥妙，人际关系更是风云万状，不可思议！

▼ ▼ ▼ ▼ ▼

1.R8：支持

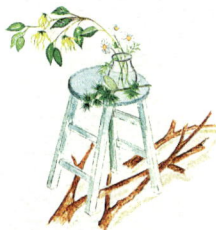

（1）正分：+1 ~ +3：偷偷支持，全力支持，永远支持。

0分：无所谓支不支持。

负分：–1 ~ –3：不支持，反对，破坏。

（2）R8：0分

支持是一种实体关系，而不只是心理历程的活动，出了力、分担了工作才叫作支持，口头上支持或精神上支持都不叫作支持。协助或分担投入的成本与承受的代价，才叫作支持。支持是一种实践的行动，总结了 R1 ~ R7 七种心理上的关系，开启了新的行为与行动的实体关系。从 R1 走到 R7 之后，如果 R8 正分才算是功德圆满，那么 R8 负分就会让人觉得起点好有啥用？过程中好又能怎么样？到了最后还是没能修成正果。

R8：正负分，似乎是自体与客体关系的终点站（明知不是，却非当是不可）。硬是把 R8 当成盖棺定论的终点站，硬是把 R1 ~ R7 当成工具性的心理历程，而目的性就是 R8。R8 正分代表一切的努力以及正负分的跌宕起伏都是值得的，R8 负分代表一切的拼搏与正分都是没有意义的。所以 R8：0 分令人瞠目以对。R8：0 分，代表 R1 ~ R7 的结果是没有答案、没有结果的。

R8：0 分，是自体关系与客体关系的中点站，R12 才是终点站。

每个人走到中点站，都要考虑还要不要再继续走。R8：正分，当然奋力迈向 R9、R10、R11、R12。R8：负分，当然会怯步不前，除非找到理由、契机、运气或助力。R8：0 分呢？没个结果，到底走不走？还是到此为止呢？像一个休止符挡在面前，像一团迷云笼罩全身，只能愣着呈现假死般的僵直反应。

R8：0 分，这是一个"定身符领域空间"，进去了就好久不出来。不管对象是谁，只要收到对方打来的 R8：0 分，我们不一定要闹翻或翻脸，但是会慢慢地疏远对方，终至老死不相往来。R8：0 分的领域空间是一座驮在肩背上的山，这个空间内装进的东西越多，逗留在此的时间越长，这座山就越发庞大越发沉重，令人裹足而抬不起脚步。

（3）R8：正分

A. R8：+1 分，偷偷支持，这是一个私密的"良心领域空间"。偷偷地掩人耳目，可以隐瞒、不欲人知地协助支付成本与代价，这叫作偷偷支持。偷偷支持有两种，第一种是对方不知道，第二种是对方和众人都不知道。R8：+1 分是为善却不欲人知，这个领域空间的名字叫作良心。良心领域空间装入的东西越多，良心就越大，这个人就越善良。如果要培养孩子拥有善良的品德与能力，就要带着他偷偷地去支持某些人、情、事、理、物、境，这就是良心与善良的培养路径——R8：+1 分。

B. R8：+2 分，全力支持，这是一个充满力量的"积极领域空间"。从偷偷支持中走出来，让对方与众人看到——我支付成本与代价来支持对方。这不但要表态还要加上实体行动，不但要付出行动更要全力以赴。R8：+2 分的特点是全力以赴，借着支持对方而展示自己强大的意志力，以及强大的行动力。选中谁就"挺"谁，挺了谁就火力全开，震慑四众八方。如果有人打了 R8：+2 分挺你，务必要骄傲，因为你值得挺。你唯一要做的就是努力变得更好，而不要变成"扶不起的阿斗"。不必想如何感恩回报，你全力以赴扶摇直上，让对方"挺成功"就是最大的回报。

其实最大的回报，挺你的人已经在享用了。因为挺你时，引爆的是他气吞山河、气盖四方的际遇。挺的人、情、事、理、物、境越多，R8：+2 分的积极领域空间就越强大。把生活周遭任何人、情、事、理、物、境都当成 S（刺激物），然后回应以 R8：+2 分，这就是在扩大自己的积极领域空间，这就是培育、涵养积极力的过程。拥有积极力的人，生气蓬勃，眼露精神，太阳般温润着每个人的心灵，北斗星般引领着每个人的方向。R8：+2 分，利己利人，真是个圣洁奇妙的空间，润泽万物，美妙万端。

C.R8：+3 分，永远支持，这是一个应允与许诺的领域空间。不但现在全力支持，未来也永远支持，这是天上地下最强大的支持，更是天上地下最强大的应许。收到这份重礼的人，如同吃了定心丸。这种来自他人客体关系的正向应许，让自己的客体关系立刻充满能量，爆发巨大的自信。永远支持我的人越多，我就越有安全感与价值感，这在自我伤害的矫治技术中，占有核心疗效的地位。

主动去搜寻身边的人、情、事、理、物、境，尽量把更多的对象置入"应许领域空间"，轮番对应允的对象付出成本与代价，并且给予告白：我永远支持你。应允越多，R8：+3 分领域空间就越大，个体就会越来越强烈地感受到我有能力帮助他人，我越来越有能力帮助更多的人。这种来自助人能力的肯定与满意度，带给当事人厚实的快乐与坚定的自信。R8：+3 分是自助与助人相得益彰的领域空间，是人格与品德教养的核心技术之一。

（4）R8：负分

A.R8：–1 分，不支持，这是一个强大的否定符，是一个"STOP
领域空间"。拒绝支持，必须有很强大的意志力。拒绝支持是告
诉对方 R1 ～ R7 已经够了，不要再向前一步，我不会再多支付
成本与代价。尤其在 R1 ～ R7 许多正分的历史状态下，能够打出
R8：–1 分，必须有坚强的意志、聪慧的判断，以及承受拒绝支持
后可能引爆的代价的万全准备。许多人想打出 R8：–1 分，但是他
不敢，因为可能引爆的代价是他无法承受的，可能以前 R1 ～ R7
心理关联的破灭是他无法接受的。许多人在这种状态下假装支持，
然后部分支持、最小成本支持、拖拖拉拉支持，必须支付代价时
则溜之大吉。

聪明的人会正视自己的 R8：–1 分，果敢地杀伐决断，把谁置放
进来，然后无怨无悔。任何对象被搬进来又搬出去再搬进来，结
果就是双方鲜血淋漓，你还会被第三方耻笑和轻视，然后自己烦
恼终身。R8：–1 分是一个"自我跋扈的领域空间"，是一个损益
两平点或止损点，不计已支付了多少成本都必须痛苦得喊"STOP"，
只为了一个原因——保护自己、对方或双方。这个保护空间还有
一个来自对方的大敌，就是对方用 R8：+2 分、R8：+3 分来诱惑你，
挡不住诱惑的就兵败如山倒，R8：–1 分保护空间崩溃碎裂，任人
予取予求。如何构建与重建这个空间，在未成年人教育与瘾症患
者的矫治上，是非常重要的心理工程。

有智慧的人也会正视他人对你打了 R8：–1 分。面对拒绝，你只
能表达悲伤而不是撂下狠话——"大家走着瞧"。没有人必须支
持你，不管以前你和他有多要好。面对拒绝支持时，务必不能翻脸，
破坏以前 R1 ～ R7 的分数，反而要表达——如果 R8：+1 分不可

能，我会更珍惜以前 R1 ~ R7 的分数，也会继续经营发展与享受未来 R1 ~ R7 分数的变化，然后在适当的时机伸出橄榄枝给对方打出 R8：+1 分，并在适当的时机再打出 R8：+2 分，这就有了建构 R8：+2 分交流空间的可能性。

真正智慧的人，不会去逼迫、威胁、诱惑、交换对方的 R8：+2 分，因为通常得到的是 R8：+2 分的假装支持。假装支持在前期常态时看不出来，但一到关键时刻就会现出原形。到那个时候你才发现，你其实无力支付成本与代价，应允的援兵死拖活拽到最后发现根本不会来。到那个时候，顿觉众叛亲离、日夜无光，通常会出现脑溢血之类的身体反应，或者急性精神病发作，轻则陷入病态反应，重则进入变态的自我伤害行为反应空间。

B.R8：–2 分，反对，这是一个"犯错领域空间"。不是不支持，而是直接反对。反对是否定 + 拒绝 + 对抗 + 还击 + 攻击。反对不是因为你错我对，你伪我真，而是因为对立，对立则是为了维持平衡，所以反对是一种维持平衡的工具性行为，因此缔造了一句"金句"：为反对而反对。日常生活中，凡事总不能十全十美，总是无法求全，因而会出现反对的声音或反对的人。面对反对，务必要了解这种反对和所反对的那个标的物并没有关系，而是不得不或必须反对的另一个原因。那个原因总不被提出，总被隐藏起来。

因此，反对的不是事，而是人，是人与人之间的某些"疙瘩"，而且是不愿意明说的疙瘩。如果事理不平，但是人与人之间没成见，我们会打出 R8：–1 分，而不会直接说出口——反对。

被他人打了 R8：–2 分，没有面子到了极点，千万别去争论事理，而是要去盘点自己——哪个地方踩到了人家的脚。思索一下自己在哪儿挡了别人的路？在哪儿戳到了别人的痛处？对他人打出R8：-2分，以及被别人打了R8：-2分，显示两个人都犯错了。这群人反对那群人，也代表两群人都犯错了。因为有智慧的人，不会用如此粗暴的方式去处理事情，更不会让事情沦落到这个地步。R8：-2分，比谁都厉害。反对两个字一说出来，R1～R7所有的正分，全部应声倒地。

C.R8：-3分，破坏，这是一个"仇恨领域空间"。不支持就算了，还出面反对，反对也就算了，还搞破坏。有仇呀？对的，恨透了！搞破坏，拉仇恨，攻击性行为出现，代表这和是非对错无关，也和两人的冲突无关。那么原因是什么呢？是攻击人的那个人疯了？个性、情绪特别糟糕？两人原本就有深仇大恨？单恋或者双方恋情识破？或者谁辜负了谁？

R8：-3分，不管破坏的是什么，几乎都是不合情、不合理、不合法的行为。明目张胆搞破坏、排斥对方，或者攻击对方，然后等着——看你敢怎么办。敢对他人打出R8：-3分的人，都有恃无恐或者胜券在握。被打出R8：-3分的人，都是一副受害者状态，陷落在打回去也要搞破坏，或者要求道歉、息事宁人的迷惑与困局之中。

▼ ▼ ▼ ▼ ▼

2.R9：信任

（1）正分：+1～+3：假装信任，信任，绝对信任。

0分：没信任也没不信任。

负分：-1～-3：怀疑，不信任，完全不信任。

（2）R9：0分

我相信自己不见得相信你；你相信我，我不一定相信你；我连自己都不相信怎么可能相信你？我相信你，你怎么可以不相信我？只要你相信我，我就相信你；原本我相信你，现在不相信了；原本不相信，现在相信你；过去和现在都不相信你，以后看有没有可能会相信你；相信你又怎样，你真的做得到吗？再相信我一次好吗？这些日常生活中的语言，充斥于自体关系与客体关系内外。

在R8：支持之后，人与自己和他人的关系又再向上提升了一个高度——相不相信。这个高度却又降落在"心理历程"之中，完全忽视了人际间实体的行为与行动。只要你相信我，我不支持你有什么关系。我再怎样支持你，你还是不相信我，我又能如何？R1～R7系列关系的发展，需要漫长的时光，乍以为R8才是中点站，却又发现还有第二个中点站可以依靠。只要R9：正分，就算R1～R8都负分，又有何难？即使R1～R8正分，只要R9负分，就可以全部毁之于一旦，这是万幸还有补救机会，还是另一个浩劫呢？

R9：0分，宣告放弃这个机会，就用R8来决定过去与未来，R8支持与否是知性的领域空间，R9信任与否是感性的领域空间，R10、R11、R12是理性的领域空间。知性空间重点是对错，感性空间重点是真假，理性空间重点是真假对错的平衡。R9：0分，这是一个"无感性领域空间"，宣告独尊的知性。若走出R10～R12也是非理性，所以其实是在预告——就停在R1～R8吧！跳上R10、R11、R12只是徒增困扰罢了。

（3）R9：正分

R9：正分，从假装信任到信任再到绝对信任，说明了一个好人的心思有多么的好，人类感性行为的最巅峰的经验，就是这三个阶段。它们一口气把 R1 ~ R8 的正分全部消灭。极致的感性打死严谨对错的知性，人生得意，莫过于此。

A.R9：+1 分，假装信任，这是一个慈悲至极的"贵人领域空间"。不信任对方，却怕表态伤害对方，又想让对方得到这种信任而变得更好，企求以假装信任来引导对方发展或值得信任，然后一步步走到信任与绝对信任。对于相对人的"正向预言与期待"，提供 R9：+1 分假装信任的保障。假装信任知晓，但自己内心中却充满疑惑而患得又患失。又是支持成本，又是承受代价，而且分明知晓成本与代价都还会增加，却咬着牙一门心思照单全收（还不让对方知晓）。为了救人出地狱，自己必须忍受煎熬。

努力扩大 R9：+1 分贵人领域空间，是一件大胆、勇敢、坚毅与大无畏的大事，如此要求自己，这般训练自己，甘愿为对方承受代价并支付相应的成本，把自己打造成许多人的贵人，并且成为终生的贵人。其实，天下父母心总如此对待儿女，天下老师也都如此对待学子。日常生活中，我们能否对亲、近、爱的人也做到如此，这才是大考验。R9：+1 分：贵人的力量，磅礴于天地人间。

B.R9：+2 分是一个伟大的选择，R9：+1 分确实是一个慈悲的选择。有人给你打了 R9：+1 分，真的是三生有幸贵人相助。不是我值得信任，所以他信任我，而是在我还不值得信任的时候，他就装作信任我，他自己承受了所有单方面的不确定性，来成就我值得信任。天呀！这不是福泽深厚、贵人相助吗？感恩的心油然而生之后，最重要的是及时努力弄假成真，并做到不负今生。

R9：+2 分，信任，这是一个纯净无垢的"君王领域空间"。我相信你，这种相信指的是不管未来发生任何事，我都会永远相信你。这是人性中感性的最高境界，直接忽视、抹杀掉知性领域的对错、利害、成本、代价。我相信你，不是因为过去你的表现，也不是因为现在你的表现，而是对未来的承诺。相信你是指不管过去、现在与未来发生任何事 (任何不值得我信任或信任的标的物被否定、破坏，没有实现)，我都永远继续信任你。

当你得到一个人的信任时，你必须知道对方在坚持以他的视而不见、听而不闻、触而不应来继续信任你。这个信任的分数，代表R5：正分——永远的接受；R6：正分——永远的肯定；R7：正分——永远的赞美；R8：正分——永远的支持。R9：+2 分，隐藏了以上 R5、R6、R8 三个升级版的领域空间，这是何等尊贵的礼遇呀！求也求不来，只能靠你自己的实力成为一个值得信任的人，以及别人选择相信你。

你为什么选择信任别人，他的过去和现在值不值得信任当然是一个考虑因素，但真正的核心因素不在于他而在于你自己。我愿意甚至乐意信任他，才是核心因素。我愿意承担这个未知的、不可控的未来，我愿意冒这个险，不论支付任何成本和代价，我都永远愿意为他支付与承担。这是相知相许的终极感性，非关喜不喜欢或情爱。信任二字犹如君王说出的话，说了就是真的，说了就一定会发生，说了就一定会做到。我相信你，君子一言驷马难追，因为君无戏言。这句话，押上了一生的应许与付出，所以，千万不要草率地说出口。许多人说"枉费我这么信任你，你却做出这种事，叫我如何再相信你呢"？这句话一说出口就证明了你从来没有信任过他。信任是指向未来的承诺，做不到就只能闭嘴，不用夸大自己能力的光环。

愿意为自己与他人的未来负全责，这种承担的手笔真的是气吞日月山河。R9：+2分是一个伟大的领域空间，拥有这个空间的人，总在时光之河上让人顶礼崇敬。试想R10、R11、R12的世界，如果没有R9：+2分当基石，岂不成为笑柄。是的，许多人生活在R10、R11、R12的笑话之中。全力扩充自己R9：+2分的君王领域空间，让人拥有君王般的胸襟与气度，让一个人像君王一样的活着——言而有信，言出必行。

C.R9：+3分，绝对信任，这是一个"战神领域空间"。当一个人开拓出R9：+2分君王领域空间后，随之而来的挑战不只在于那个对象自己出招自己搅黄自己，更在于身边的第三方（众人）开始发散出来，进行干扰、破坏与攻击。有些非当事人的第三方，会操控R1～R8、R10～R12负分的客体关系来勒索或胁迫于你。你会觉得坐在菩提树下一心求道的你，身旁围绕着穿梭不息的，全是抢你精魄、夺你心魂的邪魔外道。纷扰不堪的外境令人心力憔悴，你必须亢声高呼绝对信任，并高举绝对信任这把尚方宝剑来斩妖除魔。绝对信任像战神一般大杀四方，并且日夜不息地淬炼与强化自己心智的坚毅——我绝对信任你，我绝对信任他，我绝对信任……

R9：+3分，是强者的领域空间。不但自体关系是强者，在每一个客体关系里也是强者，在任何一个自体客体交互关系中都凸显强者的格局。进入别人的R9：+3分领域，我们皆当礼敬、向往而将其当成学习成长的楷模。开拓自己的R9：+3分领域空间时，当事人的抗挫折力会越来越强悍，培养出来的已经不止于信心而是信念。R9：+3分是信念的领域空间，站在这里可从感性触摸到甚至进入到精神、价值、意义的绝对性领域空间。当你高举绝对信任神剑，杀戮于流言蜚语的八卦战场时，昂首而起的就是信任的精神领域空间。

（4）R9：负分

怀疑、不信任、完全不信任自己或他人或这个世界，这是人类感性行为的深谷。R9：三个正分——自助、助人；R9：三个负分——自伤、伤人。三个负分，带领人类深入扭曲凶险的心灵荒土。

A.R9：−1分，怀疑，这又是一个自伤伤人的"怀疑领域空间"。怀抱这一个个疑团挥之不去，怀疑的心、怀疑的表情、怀疑的态度、怀疑的语言、行为或事件，就像尖锐锯齿的双刃剑，先努力折磨自己，又努力去折磨他人。怀疑自己是错的，怀疑自己是假的，怀疑自己要对自己不利，怀疑自己没有能力帮助、照顾、保护自己。先把自己打入 R9：−1分的自我伤害领域空间，然后开始怀疑他人是错的、假的、对自己不利，再把对方也打入 R9：−1分空间。打进去的人、情、事、理、物、境越来越多，停留在这个空间的时间越来越长，终于把这个空间扩大为"恶灵领域空间"。

这个空间风声鹤唳、凄云惨雾，不忍卒睹，自己在里面鞭打自己又挞罚他人。如果听闻有人怀疑你，就赶紧去找那人的"重要他人"解释清楚。若这人不相干、不重要，就当作狗叫犬吠。身边若有人怀疑这个、怀疑那个，务必及时制止，务必找出重要他人并带着他一个个查实求证。否则这个领域空间一旦变大，对自己的安全感以及对他人的安全感都会逐步丧失。自己的安全感丧失就会开始自我伤害（尤其是自虐），对别人的安全感丧失就会攻击他人或转为攻击自己。

B.R9：−2分，不信任，这是一个刚愎自用的"独夫领域空间"。

因为不信任自己，所以自己就没有未来与希望，只能用过去的历史与现在的对错来证明自己，就会用过去来限制自己，并对每一个现在患得患失。不信任自己，不信任他人，自己当不了自己的朋友，也当不了任何人的朋友，更不可能把任何人当成良朋好友，这就注定了孤家寡人的独夫生涯。独夫会说我不需要朋友，你们都 Not OK, 我也 Not OK, 就各自 Not OK 吧！

如果你不被信任，有人给你打了 R9: −2 分，你必须难过，可以哭，但是你没有权力生气。哭是因为你不值得他人信任，尤其是没有人愿意应许给你信任。因为没有人欠你、必须信任你，所以你没有资格生气。R9: −2 分，会生成两笔帐：他不信任你是因为他不够好，你不被信任是因为你不够好或者太差。

如果你不信任的人、情、事、理、物、境越来越多，就越来越丧失价值感。你不觉得自己有什么价值，又觉得没人认为你有价值，导致自体关系的价值感崩溃。自体客体内外两种价值感都奔溃时，很容易冲击一个人，并开始自残、自杀，甚至引发精神疾病的病态反应。

C.R9: −3 分，完全不信任，这是一个人身攻击的"打击领域空间"。拉进这个空间，就是被吊着打。自己进去，就是吊打自己。拉别人进去，就是吊打别人。尤其公开地吊打自己或某些人给第三方的众人看，真是罪恶之极。完全不信任自己，就只能凄凄惶惶不可终日；完全不信任他人，就只能躲躲藏藏不见天日。R9: −3 分，是一个"打击领域空间"，用来囚禁自己与他人，用来切断自己与他人的生机，用来切断自己与这个世界的生机。R9: −3 分，容易在"监狱"里自我伤害，尤其是自杀。R9: −3 分领域空间越大，自杀的可能性越高，生活的满意度越低，生存的危机越炙烈。

把别人踢进 R9：–3 分领域空间，是为了把他拉进来虐打、吊打的。当面告诉对方"我完全不相信你"，在众人面前宣告"我完全不相信他"，不啻将双方客体关系判了死刑。R9：–3 分，传达的意味是我们到此为止，我耻于和你为伍，你配不上我，我看不起你。R9：–3 分是一个"侮辱性的领域空间"，人类在这里侮辱自己和他人。这个空间容易激发人类愤怒的情绪，导致过激情绪引发焦虑或分裂症的精神危机。如果别人拉你进入这个空间，请赶快逃离对方的生活圈，不要有任何实体接触的可能性。逃离？是的，务必将对方当成疯子。自己掉进去怎么办？赶快找临床心理师做心理治疗。

（四）R10、R11、R12 的分数解析

人类之客体关系第四区的心理领域空间，又升腾至三个理性的绝对性领域。从 R1 ~ R7 的知性到 R8 ~ R9 的感性，经过千山万水的跋涉之后，终于到达喜欢、动情与爱。三大理性的相对面是三大非理性，前方是人类的天堂，后方是人类的地狱。人类在三大理性与非理性空间的移动，势必无法占尽便宜，但也无法全身而退，这是自体关系与客体关系的最高境界。R10、R11、R12 正分是上三层九瓣金莲奇香妙美，R10、R11、R12 负分是下三层九阶地狱恶臭噬魂。

▼ ▼ ▼ ▼ ▼

1.R10：喜欢

（1）正分：+1 ~ +3：偷偷喜欢，公开喜欢，好（非常）喜欢。

0分：无所谓喜不喜欢。

负分：–1 ~ –3：不喜欢，讨厌，嫌恶。

（2）R10：0分

内心偷偷地高兴，叫作窃喜。窃喜不能被人知道或看到，只能放在心里暗自高兴。吱吱笑，嘻嘻笑，都是喜。没人时就可以大声笑，身边有人时则在心里偷偷地笑。喜来自一缕心意，是心满意足的一缕思绪，引发了"喜"的内在相应的身心状态。喜滋滋是一个人独处时的最佳状态，也是一个人在团体中独处或与人共处时的最佳状态。喜气是最受欢迎的气息与气运，人逢喜事就带上喜气，沾上点儿喜气，总令人眉开眼笑。

"喜不自胜"则"欢"之于外，喜气外露就展露了"欢颜"。而欢笑的容颜又总勾引他人的"欢喜"。

R10：0分，无所谓喜不喜欢，揭露了一个没有表情也没有心情的"干枯领域空间"。R10：0分，是告诉对方缘分已尽，离开吧。自己走入这片枯山恶地，就进入不喜不悲、不冥不思、不嗔不贪的领域空间。因为没有进入理性空间，就只能听凭知性与感性两个"巨头"日夜鏖战不休。装入 R10：0分的人、情、事、理、物、境越多，生活就越单调、枯槁、苍白，从而打开一个"空间之门"，这在于 R10：–1 ~ –3分事件的植入，而直接植入 R10：+1 ~ +3分通常是无效的。

（3）R10：正分

R10：+1 分 ~ +3 分，从偷偷喜欢到公开喜欢，再到非常喜欢，宣示了人际之间真、善、美的三个境界，以及三条拾级而上的路径。善待自己、对自己好的方式，就是给自己打 R10 正分。善待他人、对别人好的方法，就是给他人打出 R10：正分。

A.R10：+1 分，偷偷喜欢，这是一个生机盎然的"纯真领域空间"。什么都可能作假，然而偷偷地喜欢自己或喜欢什么、喜欢谁，却绝对真实。R10：+1 分，是人类唯一的纯真空间。在这纯真的空间中，把自己装进去，偷偷地喜欢自己，自己就越来越好越来越美。喜欢是一种力量，会滋生出一种能量，灌注在喜欢的对象身上。喜欢自己，就灌注能量给自己。喜欢谁，就把能量灌注给谁。喜欢是人间最美好且珍贵的礼物。有人当面说喜欢你，看到你喜欢或喜欢你的人，想到喜欢你或你喜欢的人，触碰到互相喜欢的人……天呀！能量爆发，肾上腺素立即快速分泌，整个人眉开了，眼笑了，脸亮了，腰挺了，活力"爆表"。因为是偷偷喜欢，所以整个人激活的身心反应都必须压下去，不可以让对方或别人发现，而这"压下来"的感受，好美呀！

R10：+1 分：全面打开 R10：+1 分"礼物领域空间"，喜欢谁就是送谁礼物（生命能量之礼）。放进这个空间的人、情、事、理、物、境越多，尤其是事、理、物、境是无穷止境的多，也不会拒绝你，而越是涵养自己心灵良药的珍宝。喜欢的人、情、事、理、物、境越多，自己的心灵就越丰富。喜欢自己是很奇妙的心灵旅程，多喜欢自己一次，自己的魅力就增加一分。喜欢他人则是天赐的福分，因为偷偷喜欢所以不会被对方拒绝。偷偷喜欢的人越多，自己的胸襟气度就会翻天覆地不断变大（朝向伟大）。被别人喜欢呢？喜欢你的人越多，你的价值感就越高。R10：+1 分，是任何人都触手可得的"礼物领域空间"，有着随意可取得的能量——喜悦的能量。R10：+1 分是生命的瑰宝，从自体关系到客体关系，从教养到教育，从咨询到治疗，从矫治到干预，都是无上珍贵的秘宝。

B.R10：+2 分，公开喜欢，这是一个欢喜澎湃的"善良领域空间"。告诉对方我喜欢你，告诉大家我喜欢他，告诉大家我喜欢你们，告诉大家我喜欢他们。喜欢是取之不尽、用之不竭、不耗成本的能量性礼物。收到礼物的人，立刻处于喜形于色，身心活力激发的状态。把偷偷喜欢公开，变成喜形于色的"欢喜"，送出这欢喜来诱发对方的欢喜，然后一起享受同欢共喜的乐趣。因为同欢共乐，所以又升级为欢乐。从窃喜到欢颜，再到欢乐，启动自己与相对人的快乐状态。快乐是整个人、整个身心状态的正向反应，是全身每个细胞都在笑。快乐的时候就会乐呵呵、呵呵笑、哈哈大笑、一直笑、开怀大笑。

送给自己快乐是对自己好，送给别人快乐是对别人好，送给大家快乐是对大家好。R10：+2 分，公开喜欢就是送出去"快乐的礼物"，而这整个行为系列的心理素质，叫作善良。善良是对自己好，对他人好。打开 R10：+2 分的"善良领域空间"，公开喜欢自己，让自己的魅力散发出来。公开喜欢他人或我们、你们、他们，让每个人都充满喜悦与善良的能量，看到大家能因为我而开心，自己就会更开心更快乐。如果他人也表示喜欢我，那更是"升天的感觉"，乐疯了呀！公开地喜欢某些事、理、物、境，会令人震撼于你涵养的深度、广度与丰富的底蕴。

C.R10：+3 分，非常喜欢，好喜欢！这是一个"唯美领域空间"。

R10：+1 ~ +3 分，就是真、善、美三个领域空间。R10：+3 分不只是非常喜欢，而是"好喜欢你"。当一个人叨叨念念"好喜欢他"，向对方说"好喜欢你"的时候，心里不只是纠缠着贪与嗔念，更缠绵着痴与迷。"好喜欢"似乎是说给对方听，说给大家知道，可骨子里却是在赞叹自己不可救药地喜欢上对方了。好喜欢，已经变成了欲望。R10：+1 分偷偷喜欢，是一种心思。R10：+2 分公开喜欢，是一种心意。R10：+3 分好喜欢，是一种心态与欲望。不是意念而是志气，是我坚定的内心爆发出来的志向和勇气。不是你有多好有多美，而是我愿意、我高兴，我用坚定的志气来喜欢你。

打出 R10：+3 分时，当事人会闪闪发光，展露他的底蕴与风华。把自己装入这个空间，自己会变漂亮，且愈来愈美丽。任何事、理、物、境被装入这个空间，都会让自己愈发闪亮动人。放入越多的"他人"，自己的漂亮会更有深度与厚度，因为放谁进来谁就变美丽，双方因为"一起美丽"而相互辉映。我美丽到你美丽以至我们美丽，这是 R10：+3 分"美丽欲望领域空间"的擎天法则——制造美感经验与美丽欲望。不只是想，不只是要或想要，而是欲望，是欲求的心志——我好喜欢……

（4）R10：负分

虐待自己，对自己不好的方式，就是给自己打 R10：负分；虐待他人，对他人不好的方法，就是给他打 R10：负分。

A.R10：–1 分，不喜欢，这是一个幼稚的"傻蛋领域空间"，不喜欢自己，是人世间最傻的事。不喜欢身外的事、理、物、境是人生最笨的事。不喜欢他人，是人类最蠢的行为。因为"喜欢"是一个可以送给自己和别人的礼物，而且是送不完的礼物。竟然有人说不喜欢，不仅不要礼物，还义正言辞地说或想"这个人不值得我喜欢"，从而打出 R10：-1 分"我不喜欢这个人"，不喜欢身外之事、理、物、境或他人、他情。不喜欢自己，不但不送礼给自己，还伤害自己的自信、安全感与价值感。

不喜欢的领域空间越大，装进去的就越多，霉气就越盛，行动力就越萎缩。R10：+1 分的人喜气充盈，R10：-1 分的人霉气缠身。这也不喜欢，那也不喜欢，啥都看不顺眼，天下地上就他孤家寡人一个。然后不知道什么时候，自己也不喜欢自己了，孤单便生出了寂寞，寂寞的心忍耐不住时，心就慌了。恐惧的心一旦成熟，天下将无立锥之地，连大门都不敢迈出去了。

B.R10：-2 分，讨厌，这是一个怨气冲天的"蠢蛋领域空间"。认定对方不好、不美、不良、不善、不解风情、不怀好意、不知进退、不能相处、不会做人、不知好歹、不守规矩、不懂礼貌、不知廉耻，以致自己生出了怨气，要求对方离开眼前，且"不要再出现"。"讨厌"这两个字的背后藏着三个短句，全文是："讨厌——惹我生气——走开啦！"。这时候生的气不是愤怒的怒气，而是埋怨对方不够好的怨气。讨厌区分成两种后续反应，对亲、近、爱的人说了这话时，后续反应是"走开啦，你不走，我走！"对于外人却是"讨厌，看了就生气，我才不会靠过去"，出现的是主动性的"回避性行为"，自己会主动远离那个对象（人、情、事、理、物、境）。前者是恨铁不成钢的怨气，后者是"怎么会是这种人"的怨气。

R10：-2 分，装进来的人、情、事、理、物、境越多，怨气就越多、越浓，充塞在日常生活的各个空间中。人就变成了一只刺猬，口中不断地叫着"讨厌！讨厌！讨厌！"跑进各个人群里横冲直撞。

看着众人躲避，他在恍惚间自觉是个君王。刺猬王最喜欢说"你们统统讨厌""你们全部都滚开"，然后噩运降临，刺猬王开始讨厌自己，给自己也打了R10：-2分。排斥他人还好，排斥自己就无处可逃了。看着讨厌的人和讨厌的自己都困在R10：-2分的蠢蛋领域空间时，就不孤单了，因为这里的人都是蠢蛋，并且我最蠢。从笨蛋领域空间升级到蠢蛋领域空间，其实是个漫长的过程。走入R10：-1分，还可以自己走回去。而进入R10：-2分，就要找心理咨询师帮忙了。R10：-2分，没办法直接跳转R10：+1分、R10：+2分、R10：+3分，只能退转R10：-1分与R10：0分，然后才可能转成正分。

C.R10：-3分，嫌恶，这是一个污秽的"坏蛋领域空间"。嫌弃厌恶不是怨气，而是浊气、秽气、恶气。认定对方不好、不够好，不美、不够美，很坏、非常坏，很丑、非常丑，不只是自己想回避，不只是想叫对方滚，而是把对方当成一只坏鞋子丢弃一般弃之而后快。不但嫌弃还厌恶，是嫉恶如仇的厌恶，是置对方于死地而后快。嫌恶之心令人变成坏蛋，嫌恶谁就把谁当成坏蛋抓进来。

R10：-1分、R10：-2分、R10：-3分，从傻蛋、蠢蛋到坏蛋空间，从霉气、怨气到恶气。嫌恶他人是一种人身攻击，结果通常是引致他人的反击或群众的围殴。更可怕的是嫌恶自己，浑身恶臭逼人，自己的自信自尊会完全破碎，陷入卑贱不值一文的绝境中。最后只有两个结果：第一个是自我伤害；第二个是引发精神疾病。嫌恶，避之唯恐不及。嫌恶他人与自己，又嫌恶世间诸事、诸理、诸物、诸境，便找不到安身立命之处了。R10：-3分，这是千万不能沾染的恶臭之境。对于恶臭之心、恶臭之气、恶臭之言、恶臭之行、恶臭之态、恶臭之果，君子要慎之、避之、畏之、远之。

▼ ▼ ▼ ▼ ▼

2.R11：动情

（1）正分：+1 ~ +3：动情，痴情，恋情。

0分：没有动情。

负分：–1 ~ –3：记仇，大仇，报仇。

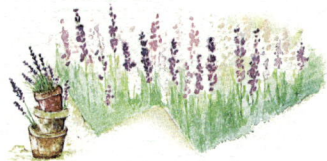

（2）R11：0分

R11：0分，没有动情也没有记仇，这是一个没有贪嗔痴、没情没仇的苍白领域空间。情之为何物，叫人死生相许。动情是利己性行为，当自己对别人的喜欢出现了贪念的时候，本来是想到就开心，升级到看见了、摸着了、在一起了才开心，又升级到了拥有了、吃了、喝了、占有了才开心。从偶尔想到、看到、拥有就开心，到有了贪念后一直想、一直看、一直拥有才开心。再到贪得无厌，一直想对方怎样又怎样，一直想要、一直看、一直听、一直靠近对方怎样又怎样，一直想、一直拥有对方怎样又怎样……

喜欢＋贪念＝动情，有了情愫，一生思念就不断，就会淹没常规事件的任何一个角落，吃饭也想、工作也想、上学也想、睡觉也想，想得没完没了。预期可以实现好的结果就喜滋滋地想，人就开心快乐明亮了起来（想好的念头）。预期不能实现，结果是坏的，嗔念就出来了，越想越难过甚至痛苦了起来（想坏的念头）。动情是为了满足自己，动情之妙在于不告诉对方，随便自己怎么想，妙在可以贪得无厌，妙在可以痴痴癫癫。伦理学上是利己行为，心理学上是自我实现与自我满足。R11：0分，就停留在喜厌欲恶之中，是无缘于情仇的苍白的个体领域空间。情仇是放在自己领域空间内不可以外露的，情仇被对方或第三方知晓时，情生为爱，仇化为恨。

（3）R11：正分

A.R11：+1 分，动情，这是一个贪嗔四溢的"贪念领域空间"。人之一生，情愫得之不易，纵容自己贪得无厌，也就只此一刻。贪心勾动喜欢又勾动不厌，在贪情领域空间中，"贪＋喜欢＋贪"运行不止，情愫丝丝而生，碧落黄泉，如瀑浇灌，一贪再贪、三贪，贪得无穷尽。贪情最美，最是怡然自得、随心所欲、心满意足。情欲生发之后，思之、念之、贪之、养之。情思可及，可得善果，自是眉开眼笑，步步生莲。情思不可得，迎得恶果，自是撕心裂肺，肝肠寸断。

动情之人，催动一生积累的心性灵力，冲入"患得患失贪情大阵"。贪而得之，得之更贪；失而嗔之，嗔之更失。得失交迭，此"患"字更得动情三昧，搅人心弦颤栗，不可终日。动情愈多，动情愈久，人之于天地就愈灵气相通交融。动情于己美妙无比，看着、摸着、想着自己，在每个行止坐卧处自觉好美，不但非常喜欢，还时刻不忘更好更美。天呀！这不就是心理学中的"自我成长"吗？这不就是日常生活中的修炼吗？动情于自己，一扬眉一瞬眼都是在充电与修炼，这是不假于外而自得圆满领域空间。

这个世界的事、理、物、境皆可动情，先钟情，再贪之、嗔之，又再动情，周而复始。如此这般，取天地万事、万理、万物、万境来动情，用以滋养并开拓心灵的广度，此乃"贪情妙法"之一。取天下之山、石、草、木、湖、海、天、云……自然万物来动情，用以涵养并开拓心灵的高度，此乃"贪情妙法"之二。取天下知识、音律、舞蹈、艺术、人文、建筑等文明之精髓来动情，用以涵养开拓心灵的深度，此乃"贪情妙法"之三。取亲、近、爱的人与大众来动情，更是美妙不可方物，此乃"贪情妙法"之四。因为对方是活的，会动，会表达，会回应，然后还要隐藏起来不让对方知悉我动情，这才是绝美。

B.R11：+2分，痴情，这是一个深情缠绵的"专一领域空间"。"情到深处无怨尤"，说的就是痴情。痴之于情，天地万物只为情而生。此情是一切生命的原因，此情是一切生活的结果。今生今世只为此情而生而死，痴是唯一，痴是恒久，痴是不变。痴情是不管身边发生什么事或对方怎么了，我都一往情深始终不变。痴情是现在式的语言与行为，痴情不是用过去来证明现在，不是用未来祈祷现在，而是用现在的痴情来证明过去与未来的深情。

痴情的心最专一，痴情于自己却令人不寒而栗。当一片深情地把自己推到成为"一切的因与一切的果"时，轻则患上"人格违常"，重则患上精神分裂症。当深情转向任何事、理、物、境之时，不论是自然界还是人文界，都会引发当事人偏执的行为。说是偏执，倒也未必，因为钟情于万物又痴而求之，众人会赞叹给予美名。但若攀不上顶峰又不愿放弃，就会惹来骂名，失败了就会得到恶名。

痴情的心只能用在一人身上，可以如痴如醉走入迷离梦幻的心灵世界。一次痴情可以延绵一生一世的痴情，可以情深缘浅、多情洋溢。痴情之人，不惜福泽深浅。被人痴情以对的人，真不知福泽深浅。情深则痴，痴则迷，痴情亦复迷情。情迷之后意也乱之，然后迷乱于己，迷乱于人，迷乱于某事、某理、某物、某境，这时候仍然是个至情至性的人。若是迷乱于众人，迷乱于众事、众理、众物、众境时，那就踏入精神疾病的领域了。

C.R11：+3分，恋情，这是一个恋倦之情的"春风领域空间"。食髓知味而流连忘返引发的惯性需求，称之为"恋"。恋之于情，积之成习。举手投足于胸臆抒发处，自然思之、言之、做之、享之。从痴情走入 R11：+3 分，宛如上了天堂。不是 R11：+2 分不好，而是由情则恋转为优雅闲适。没有了杀伐声，没有了激情声，没有了迷乱声，没有坚强，没有坚持，没有坚定，没有咬住不放，钟情与痴情终于不必那么沉重与义无反顾。从痴痴情深进入到恋情深厚，深情厚意变成呼吸般的自在，不必再刻意为之。

如春风般的恋恋之情也称之为"春情"，R11：+3 分的春情恋缱于自己，舒坦自在，享受悠游自得其乐的春情领域空间。这时候脱离了 R11：+2 分，而痴情于自己的惊悍与恐怖，成就了自我圆满的心灵空间。R11：+3 分的春情恋缱于万事、万物、万理、万境时，正是春风十里、春满人间、春暖花开、春意盎然与春风得意之时。眸目生情、处处有情、步步生莲，将人间化为春情空间。R11：+3 分的春情恋缱于亲、近、爱的人与大众之时，逢人开春、人人见喜。活灵活现的人有七情六欲，越亲爱的人越要在你身上找出脾气。春风拂上人面的那一刹那，方解何为人间四月天。R11：+3 分在大众面前，跨越爱恨情仇与人情冷暖，成就了最难得的人生境界——逍遥。逍遥不是自己一个人穷欢喜穷自恋，不是一厢情愿地钟情、痴情于世间万事万物，不是关起门来恋缱于一家一室之亲人，而是在大众与因果之间让春情跟着轮回，这才叫逍遥。

（4）R11：负分

不是动情，而是记仇；不是痴情，而是大仇；不是恋情，而是报仇。记仇是因为利己性原则被破坏，大仇是因为破坏已造成不可承担的成本与代价，报仇是因为必须让对方支付无法承受的成本与代价。

A.R11：-1分，记仇，这是一个"受伤领域空间"。非关谁对谁错，而在于我受伤了或我被伤害了，尤其是你或他伤害了我——这叫作记仇。记了仇就会变身成为受害者角色，当这个角色（第五角色）与自我及其他四个角色（家庭、学校、职场、社会）发生干扰时，就会出现创伤心理与继发反应。受害者角色若占据了主屏幕，成为完形心理学（形/基）的"形"，成为生活中所思所想所言语的"主题"，自我与其他四个角色全部沦为"背景"而消失在生活的舞台上。

R11：-1分，受伤的人，一个活生生的受害者。装进这个空间的人、情、事、理、物、境越多，受害的面积越大。加害者就会从某个特定的人移至某个族群，甚至整个社会，最后移至全人类，并且还有可能移至自己。如果被别人或许多人打了R11：-1分，那可真叫灾难！

B.R11：-2分，是大仇，是充满深仇大恨的"恐慌领域空间"。犯错可以原谅，但已记仇就无法原谅，无法原谅的心带来的是不快乐。当这种不快乐抹杀了所有的快乐，当这个受害者角色"提炼"了所有角色，当这个受害者为了保护自己，必须支付的成本和代价都无力承受时，记仇变成了大仇，R11：-1分蜕变成R11：-2分，堪为深仇大恨。

被伤害的往事历历在目，日思不能食，夜思不能寐。思之惊心，思之动魄，惊恐的身心状态就出现了。惊是惊吓，恐是恐怖。背负大仇的人还会臆想何人什么时候又来伤害我？于是又会引发更深度的害怕与慌张，颤栗得不知如何是好。

"恐慌领域空间"越大，这个人朝向神经症性行为的倾向越大，整个人一步步朝向"抓狂"。从记仇到大仇，都是当事人自我伤害的历程。从"你不该这样对我"开始，一步步走向惊悚恐怖，竟然是"你不该"——你的角色破坏了角色行为规范来伤害相对角色的我。原来，仇恨是发生在角色与相对角色之间的关系。

C.R11：-3分，报仇，这是一个"惩罚领域空间"。受害者继续蜕变为报仇者，开始谋划报仇计划，逐步展开报仇行动。他仍然在伤害自己，但懦弱的人已经转变为强横的人。他高声说："我要报仇、我要反击、我要变强大、我要伤害他、我要他加倍奉还、我要惩罚他、让他颤栗"。自从打出 R11：-3分以后，所有的自我伤害都变成了报仇的原动力。痛苦带来亢奋的神采，痛苦带来强大的意志，痛苦带来深沉的心机诡计，痛苦带来无坚不摧的力量。

R11：-3分，逆转阴阳的复仇者在此重生，一切力量都来自自我伤害的痛苦，而不是那个人如何伤害于我的苦痛。这个惩罚领域空间，运转得越强大，当事人越会浮现出强大的权力欲望与权柄。R11：-3分，是一个赋权的历程。权柄与权杖高耸之际，复仇者被打造成怒目金刚。接下来就是降下惩罚、雷电冰霜、恶水火风，准备倾巢而战。准备期令人艳羡，精气神飞耀有如孔雀开屏。行动期令人窒息，三魂七魄沸腾如雪花上狂沥的鲜血。一切的准备与行动，指向的是死寂。

▼ ▼ ▼ ▼ ▼ ▼

3.R12：钟爱

（1）正分：+1 ~ +3：自爱，钟爱，大爱。

　　0分：不爱不恨。

　　负分：-1 ~ -3：记恨，怨恨，仇恨。

（2）R12：0 分

爱是利他性行为，而且不计成本与代价。哪怕 R1 ~ R11 都是负分或 0 分，R12 也可以给正分，反之亦然。因为 R12 置身于人类自体和客体关系的顶峰，正分天堂，负分地狱，阴阳两隔却又相生相克。生而为人，最为激情磅礴的人生，就是有人可以让你去爱，也有人来爱你。想去爱但要有人愿意被爱，想被爱但要有人爱你。除非是自爱，否则"相对人"永远是不确定因素。R12：0 分，代表不自爱，不爱人，也没人爱。不爱不恨看似超然，实则不好言喻。R12：0 分的人自绝于天堂与地狱，或惧怕天堂不可得、不可一直得，或惧怕沦落地狱或在地狱中永不可被救，所以躲在 R12：0 分的"夹层领域空间"。活在天堂与地狱夹层的人，怎样回头去看 R1 ~ R10 呢？R12：0 分最大的危机就是一步步地把 R11 ~ R1 都改成 0 分，都是 0 分的自体与客体关系，就全部暴毙了。

（3）R12：正分

从自爱、钟爱到大爱，人类自体与客体关系发展到巅峰，爱自己、爱他人、爱众生，让生命绚丽得动人心弦。

A.R12：+1 分，这是一个充满争议的"私房领域空间"。自爱，把利他性行为的对象指向自己之后，就变成利己性行为。自爱的积极性意义就在于利己与利他性行为的大融合，尤其是指向于保证 R1 ~ R12 正分，排除 R1 ~ R12 负分。只要你的 R1 ~ R12 出现 0 分或负分，就会有亲、近、爱的人，非常"积极"地来提醒你——请自重，务请自爱。长辈或领导会来叩门，敲打你 R12：+1 分的私房领域空间，你若不开门，对方也不会闯进来。对方只是要确认你在不在、有没有听到他说的话：请你自觉离开 R1 ~ R12 负分与 0 分的空间，请你自动进入 R1 ~ R12 正分的空间。一个自爱的人，必须主动去做以下这三件事，必须有能力觉察、核检与调整。如果这三件事出了问题，亲、近、爱的人与长辈就会提醒你，若提醒你之后你还不去做，就会破门而入要求你、威胁你、勒索你，甚至逼迫强制你、处罚你。自爱中的"自律"破产时，来自亲、近、爱的人的"他律"就以爱你之名从天而降。如果你不接受他律而自律、自爱，就会发生冲突而直接冲击双方彼此客体关系的"钟爱"。不自律若尚能接受他律，则还是一个自爱的人；不自律又不接受他律时，就被斩钉截铁地判别为"不自爱的家伙"。

用上述方式要求对方自爱，这样对吗？可以这样吗？小时候有用，长大了未必有效吧？是的，在亲子教养心理学的领域，养得好就会自然地存活在 R1 ~ R12 正分空间，教得好就会自动远离 R1 ~ R12 负分空间。但有时候孩子的心性与思维却也会暴走在高架的钢索之上，身为监护人的父母师长温言软语无效、苦口婆心未果，难道眼睁睁看着这个孩子走进火坑吗？当然不行，不行是指不能走到这个地步，必须找出有效的非语言暴力及肢体暴力攻击的教育方式来。因此，当代父母师长都必须学习当代教养与家庭心理学，学会有效养育、有效教育，以及出现状况时帮得上忙的有效亲子咨询。否则对方撒下一句狠话：就是不自爱，你要怎样？父母师长就无力支招了。

B.R12: +2 分，钟爱，这是一个扩及四海八荒的"甜蜜领域空间"。钟爱，即不计成本与代价地对他好，满足他、成就他。这样一个有爱心的人，最好有钱、有势、有颜值、有健康、有资源，否则想爱人却没能力爱人，或没人愿意让他爱，这个人容易从天堂转入地狱，混迹于 R12：–1 分、R12：–2 分、R12：–3 分的领域空间。依据钟爱对象的不同，又可区分出慈爱、怜爱、疼爱、友爱、宠爱、恩爱与敬爱共七种客体关系，这也是七种钟爱的理由。

长辈对晚辈的爱叫慈爱，慈是指同体大慈，就是把对方当成自己家人或自己一样地爱护。怜爱不分辈分，为了怜悯对方遭受的痛苦，而去钟爱于他。疼爱是长辈心疼晚辈，既支付了巨大成本，又（将）承受巨大代价，因为这种心疼与不舍而去钟爱于他。友爱是指平辈之间以朋友相称，二人或几个人变成了一个"我们小团体"，因为好东西要分享给好朋友，所以钟情于他。宠爱看似长辈对晚辈，其实并不分辈份。宠爱是钟爱到钜细靡遗，甚至到了令人（第三方）发指的地步去爱对方。一般的钟爱都是以满足对方的角色需求、角色快乐与角色成就为诉求。宠爱是针对对方自我的欲望与嫌恶，不计成本代价、是非对错、善恶好坏、输赢成败、值不值得，而去满足与成就对方。恩爱特定指向于夫妻关系，互相造恩于对方、感恩于对方，为了报恩而去钟爱对方，这叫恩爱夫妻。敬爱是晚辈对长辈的钟爱，钟爱的理由来自尊敬长辈的心意，不是因为长辈哪里好或不好，而是因为对方是长辈所以要尊敬他，所以去钟爱于他。

钟爱的人越多，四海八荒芸芸众生，尽皆入我的"甜甜蜜蜜领域空间"。钟爱的人、情、事、理、物、境越多，眼、耳、鼻、舌、身、心、意，无不丰饶甜蜜。

钟爱自己是个奇幻的魔法，一旦钟爱上自己就会对自己爱不释手。然后把自己放在核心，用钟爱的人、事、理、物、境层层包裹，最后另引钟爱之人四面八方穿梭于其中。钟爱是需要花费时间的，一个人的一天或一生终究钟爱不了多少人与物。可是一旦钟爱于我之后，钟爱之力就如此这般地内外重叠、相互有序地牵引。这个以利己为核心的超大利他领域空间，让绝大多数人都可以在此安身立命，不愧对自己、亲人，也不愧对苍生。

被钟爱又是怎么一回事呢？事、理、物、境被你钟爱，当然随你所恋绕指温柔。人被钟爱，却未必如此。人可以拒绝被钟爱，可以假装被钟爱，也可以欣然被钟爱。被钟爱是何其幸运和幸福的事！有人心甘情愿地为你做任何事，有人把你当主人而唯命是从，有人汲汲营营地为你做牛做马。只要有人钟爱于你，你就有的吃、穿、玩、乐。被钟爱的人，不接受钟爱的形式，却需要钟爱的内容时，内在矛盾与外在冲突都会爆发。例如：我知道你们为我好，我也想好，但是你们的方式我没法接受。我不接受，你们就很痛苦，可我重感情，不愿看到你们痛苦，所以我只能离开，我统统不要了。R12：+2 分把人世间所有客体关系都收纳于囊中。

C.R12：+3 分，大爱，这是一个"民，吾同胞；物，吾与也"的"慈悲领域空间"。钟爱的对象跳脱自己亲、近、爱的人，而及于陌生的群众或天下苍生时，称之为大爱。为什么要钟爱不认识或没有关系的陌生人呢？这种心意称之为大悲心。同体大慈，异体大悲。虽然以前、现在、以后都不会认识或者见面，但是不忍孺子将入于井的恻隐之心扩大于众生，这就是天地大爱。大爱截然不同于自爱与七种钟爱，钟爱的原因不在于是谁，而在于"是个人"。不是 3 ~ 5 个人，而是百千万亿人。非关利己利他，而是不忍苍生受苦众生受悲。

R12：+1 分是 R12：+2 分的基础，R12：+1 分、R12：+2 分是R12：+3 分的基础。不能自爱、没有七种钟爱经验与能力的人，不可能拥有大爱与慈悲的领域空间。四海之内皆兄弟的胸怀，让大爱之人极度的谦抑。慈悲领域空间中放进去的众生越多，这个人就会越谦卑越平和，这个人就会更坚毅更勇敢更卖命，会出现那个敢为天下先，以及先天下之爱而爱、后天下之乐而乐的浩然正气。

（4）R12：负分

R12：正分，人类生命的巅峰经验。R12：负分，引爆人类生命的谷底经验。正分天堂，负分地狱。正分天使，负分鬼魅。

A.R12：–1分，记恨，这是一个轮回地狱的"虐杀领域空间"。不能自爱的人总会走到这一步——记恨。记恨于某人、情、事、理、物、境，"我恨你"一上心头，就绵绵无绝期。记了恨，恨意会缠绕心头，恨意会带出愤怒的心情与表情。恨是从爱转化过来的。错爱、得不到爱、爱破灭了，就由爱生恨。记恨的人、情、事、理、物、境越多，自己的心就越沉重而无法自拔，一直沦落到记恨自己。恨谁就对谁愤怒咆哮，恨自己就每天每时咆哮自己。恨谁就想去折磨谁、让谁痛苦，不只是想，还会说、会威胁，还会逮到机会就报复。记了恨之后，就会陷入痛苦的深渊，恨意会一波波地冲击过来，人心就没有止息的机会了。只要记了恨，就会把自己关在 R12：–1分的自我虐杀空间中。关进去的人、情、事、理、物、境越多，自己就被恨意紧密包围而失去退转的空间。狰狞的脸、赤红的眼、咆哮的气息，这个人已经不像个人。

被人记恨最是无奈，因为逃无可逃。仇是受害者的心意，恨的对象不一定是加害者。你可能没去干什么或没接受别人干什么，然后就被恨了一辈子。记恨一个人对自己造成的伤害，总是大于被记恨的人。记恨是一件一厢情愿的事，只要没有找人泄恨，那就是一件私事。

B.R12：–2分，怨恨，这是一个凄风惨雨的"鬼魅领域空间"。

当恨意从愤怒转为冷静以后，怨气就冲天而起，哀伤的心情油然而生，开始怨天尤人，问自己为什么会这样？问对方问众人问老天爷为什么要这样对我？急迫地要找出一个人来负这个责任，急迫地寻找替罪羔羊。怨恨引发悔恨、忌恨、妒恨，各形各色的恨意，让一个人印堂发黑、皮肤暗沉、两眼无神。怨恨的人、情、事、理、物、境越多，整个人犹如置身于阴风惨雨的鬼城。怨恨自己的时候，自己就不像个人。

C.R12：-3分，仇恨，这是一个杀气腾腾的"恶鬼领域空间"。深仇大恨的领域空间，装进去的都是准备要报复的人。复仇的心意日夜啃噬心肝，愤怒的心几乎无法隐藏，喃喃自语恶毒的话，凶恶的眼神时亮时灭、时隐时现。人一直处于攻击前的准备状态，又要隐隐藏藏悄无声息，所以精气神大量消耗，容易疲劳。仇恨的对象越多，就越下不了手。越下不了手，就开始仇恨自己。越仇恨自己，就开始攻击自己，自虐、自残、自杀等自我伤害行为就接踵而至。

R12：+1 ~ +3分是三个人间天堂，R12：-1 ~ -3分是三个恶鬼地狱。从R12：-1分，一路走到R12：-3分，经历的痛苦折磨已经无法胜数。仇恨自己，仇恨他人，仇恨这个世界，会让一个人生无可恋、生不如死。自体关系的三大死绝之境，无法用自体关系的正分来解救。而来自他人的"正分的客体关系"，从R1 ~ R12的正分，一分一分地打入这三个鬼城，才是拔苦救难的心理援助策略。

香港地区著名的甜品『姜汁撞奶』，其味道既有姜味又有牛奶味，还有『撞』出来的不知名的味道。这道甜品，其做法并不是将姜汁与牛奶简单地混合，而是强调了一种调合的过程，不仅两种原味都在，还多出了第三种味道。本书充分表达出，就像『姜汁撞奶』一样，心理学『撞』出了精油的新蓝海。

第三篇

心理学与精油的精彩碰撞

一、新蓝海

精油心理学是心理学领域崭新的蓝海，同时也是精油领域崭新的蓝海，本书迈出历史的第一步，成为发展出一个新学科的第一块基石。期待接下来能有更多的相关研究与论文专著，能在聚拢而来的学者、专家的共同努力之下，共同开启精油心理学恢宏的殿堂之门。

二、精油的新蓝海

在人类应用精油的历史上，它一直是调理身体或生理状态的利器。从宫廷贵胄到民间百姓，从名人雅士到商业机制，精油一直围绕着身体转圈圈。从本书开始，精油开始围绕着心灵、心理、心情、表情、动机、意念、意志、感情、态度、行为打转转。不是从单方、复方精油去附会、延展与扩大情绪状态的调理功能，而是基于SOR模型的情绪心理学，逐步建构、发展出情绪精油的调理系统。精油从身体的山巅，跳到另一座心理的山头，正一步步奋力开垦"精油＋心理＝？"的崭新世界。精油终于从生理＋心理占领了整个身心。

三、心理学的新蓝海

　　当代心理学终于出现崭新的学科：精油心理学。当代创新的情绪理论与 SOR 方程式，成为情绪心理学新的导向。尤其是与精油合体，让精油发挥、触发情绪与调理情绪的工具性价值。本书最核心的是日常生活中的语言心理学，从语言心理学出发，将自体与客体的 12 种关系熔铸成 12 个日常生活词语。将这 12 个词语进行序阶性建构，符号化结构为 R1 ～ R12。再把每个词语依日常生活的习惯用法，量化出正分（+1、+2、+3）、0 分、负分（–1、–2、–3），并逐一进行心理学的诠释与梳理，并且在这结构化的 84 个词语上，逐一配上触发与调理的精油配方。崭新的量化、结构化语言心理学 + SOR 模型化情绪心理学 + 精油 = 精油心理学。心理学的新蓝海，盛载的当然是崭新取向与崭新方法论的新内容。SOR 模型、量化模型、结构化模型、语言学模型与精油模型，在这五合一模型中，现代精油心理学如剥洋葱般层级亮相。

四、精油心理学的盛宴与邀请

精油心理学的范畴，涵盖了健康状态正常人的心理用油，以及亚健康状态正常人的心理用油，又涵盖了心理咨询、心理治疗、自杀危机干预与灾难危机干预用油。精油成为身心疗法的解决方案之一，成为以上专业人员（去除药物之外）都可操作的疗效因子，同时也是来访者或当事人容易接受的咨询、治疗或干预的辅助形式，尤其适用于广大的健康与亚健康人群。量化的 84 个词语的深度心理历程解析，以及 84 种用油配方，更代表了当代精油心理学的成就与贡献。

精油心理学打造出精油心理（康复调理）专家，以及临床精油心理学家。传统的精油专家与心理学家，也拥有了崭新的研究方向与学术领域。一个新学科的诞生，不只是整个时代人类需求的体现，也是文明发展的美好成就。因为当代人类需要，因为当代人类必须拥有，这样的知识、技术、能力与智慧，才能满足当代人类的欲望和嫌恶。现代精油心理学开启了芳香美妙的生活、生命与心灵空间。

参考书目

1. Modern Essentials: The Complete Guide to the Therapeutic Use of Essential Oils, 11th Ed.

2. 《情绪》，【美】莉莎·费德曼·巴瑞特著，中信出版社

3. Emotions and Essential Oils: A Reference Guide for Emotional Healing, 7th Ed.

4. 《逻辑哲学论》，【奥】路德维希·维特根斯坦著，商务印书馆

5. 《哲学研究》，【奥】路德维希·维特根斯坦著，商务印书馆

6. 《语言哲学》，陈嘉映著，北京大学出版社